KB213337

ADHD와 자폐스펙트럼장애를 가진 아이의 성장 이야기

"엄마, 그런 게 아니에요"

송후림 옮김

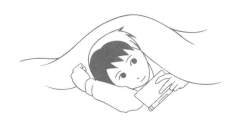

북앤에듀

옮긴이의 말

이 책은 발달장애의 진단을 가진 타쿠토와 그의 엄마인 유코의 이야기입니다. 타쿠토가 유아기부터 초기 성인기까지 성장해가는 과정을 담담한 필치로 되돌아보고 있습니다.

타쿠토와 유코는 일본에서 발달장애 환우와 그 가족들에게 좋은 롤모델이 되고 있는 모자입니다. 우리나라도 자폐스펙트럼장애와 ADHD를 비롯한 발달장애에 대한 전문 서적들이 이미 많이 나와 있지만, 이 책과 같이 당사자가 직접 본인의 인생을 소개하는 책은 드뭅니다.

오늘날 발달장애의 진단은 매우 광범위하게 이루어지고 있습니다. 그리고 대부분의 발달장애는 타고나는 속성을 갖고 있기에 당사자들은 흔히 진단에 경도되거나 좌절합니다. 하지만 발달장애와 같은 진단명은 그 사람의 일면일 뿐, 전부를 대변하는 것은 아닙니다. 사실 진단이라는 렌즈를 통해 전체의 사람을 예측하고 판단하는 시각은 현시대의 패러다임과 같은 것으로서 진단명 뒤에 가려진 사람의 존재가 더욱 중요할 수 있다는 실체적인 진실은 종종 간과되곤 합니다.

타쿠토와 유코는 타쿠토에게 어떤 증상적 측면이 있었는지, 그리고 그에 대해 어떤 검사와 치료를 받았는지에 대해서는 그다지 설명하지 않습니다. 아마도 타쿠토는 최경도의 발달장애에

해당되어 의료적 도움이 크게 필요하지는 않았을 것으로 생각됩니다. 하지만 유코가 타쿠토를 단순히 도움을 받아야 할 발달장애 아이로 여기고 기계적인 검사와 치료 절차에만 의존했다면, 타쿠토가 자신의 미래를 스스로 설계하고 실천하면서 성장해 나가기는 어려웠을 것입니다.

이 책은 희망을 담고 있습니다. 인생의 각종 굴곡 속에서 '발달장애'라는 잘 바뀌지 않는 요소를 갖고 있으면서도, 타쿠토는 학교에 나갔고, 친구를 만나고, 직장에 취업했습니다. 그리고 엄마는 어려움을 겪는 타쿠토를 이해하려고 노력하면서 동시에 성원해 줍니다. 타쿠토 모자에게 발달장애는 타쿠토의 일면이었을 뿐, 전부가 아니었습니다. 정말 중요한 것은 이처럼 발달장애를 갖고 있어도 학교를 다니고, 친구를 만나고, 직장에 취업하는 것입니다. 그럴 수 있도록 당사자의 노력, 그리고 가족과 사회의 지원이 필요합니다. 물론 일본의 사회적 환경과 시스템, 분위기는 우리나라와 다른 부분이 많겠지만, 타쿠토의 이야기는 일본뿐 아니라 우리나라의 발달장애 환우들에게도 큰 도움이 될 수 있을 것으로 생각합니다.

좋은 책을 소개해주신 북앤에듀의 최재령 사장님과 깔끔한 편집과 교정을 해주신 정윤효, 최예진 선생님, 그리고 책의 처음부터 끝까지 모든 것을 도맡아 함께해 주신 김금옥 선생님께 깊이 감사드립니다.

2020년 2월 송후림

시작하며

저의 첫 책『발달장애 아이와 행복하게 사는 법』에서 둘째 아들 타쿠토의 이야기를 처음으로 세상에 내놓았습니다. 원래는 더 많은 일화들이 있었지만, 당시 중학생이던 타쿠토는 원고를 다 읽고 나서 내용의 반 이상을 넣지 말아 달라고 했습니다. 저로서는 아쉬움이 컸으나, 아이의 의사를 존중해야 한다고 생각했기에 타쿠토의 의견대로 했습니다.

두 번째 책『발달장애 아이, 일하는 어른이 되다』를 쓰던 무렵 타쿠토는 어떤 일화도 넣지 말아 달라고 했습니다. 단 한 문장, '타쿠토는 봄부터 대학생이 됩니다'를 쓰기까지에는 많은 시간이 걸렸습니다.

그리고 이 세 번째 책『엄마, 그런 게 아니에요』는 보시다시피 타쿠토 또한 참여했습니다. 이 책에는 아이가 첫 번째 책에서 빼 달라고 했던 내용도 들어 있습니다. 그리고 타쿠토가 자신의 생각을 자신의 언어로 확실히 썼습니다.

이 책은 타쿠토가 태어난 순간부터 취업하기까지의 과정을 저와 타쿠토, 우리 두 사람의 눈높이—엄마와 아이의 눈높이—에서 다룹니다. 이 책이 여러분의 아이를 키우는 데 있어 도움이 될 수 있기를 바랍니다.

엄마 호리우치 유코

시작하며

ADHD와 자폐스펙트럼장애, 제가 가지고 있는 두 가지 발달장애 진단명이에요. 처음 진단받은 것은 초등학교 2학년 무렵인데, 솔직히 말해 당시의 기억은 없어요. 별반 상관없는 일이죠. 그때는 그게 뭘 의미하는지 관심도 없었을 뿐더러 자세하게 가르쳐 주었더라도 어려워서 못 알아들었을 거예요. 어쨌든 그 무렵의 제게 있어 그 진단은 살아가는 데 크게 중요하지 않은 일이었죠. 그러나 2019년 스무네 살이 되어 지금까지의 삶을 돌이켜 보면, 저는 그 진단명과 함께 살아온 것이 아닌가 싶어요. '삶에 있어 크게 중요하지 않다'는 생각은 실수였던 거죠. 저는 그만큼 발달장애로부터 많은 영향을 받고 있었어요.

"발달장애에 대해 어떻게 생각합니까?"라고 물으면 사람들은 어떤 대답을 할까요? '개성과 능력 간 균형을 잡기가 어렵다, 위인들한테 많았다더라' 등 대답은 천차만별이겠지만, 저라면 '스스로 결코 바꿀 수 없는 몇 가지 요소를 지닌 것'이라고 대답하고 싶어요.

제가 이 책을 통해 하려는 이야기는 발달장애를 가진 사람들의 입장을 대변하는 것이 아니에요. 이렇듯 '스스로 바꿀 수 없는 요소'를 가진 인간이 어떻게 그것과 마주 보면서 살아갈 수 있는가를 보여드리려는 거죠. 발달장애를 극복할 수 있었다기보다는 단지 마주 보는 방법을 찾아냈을 뿐이라고 한마디로 표현할 수 있겠지만, 거기에는 저의 24년 인생이 담겨 있어요.

이 책을 읽은 여러분이 책을 덮으면서 제가 전하려는 메시지를 느껴 주신다면 진심으로 행복할 거예요.

아들 호리우치 타쿠토

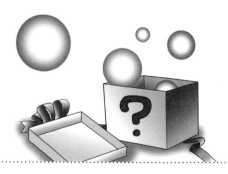

목 차

2부 11개의 이야기

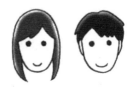

1부

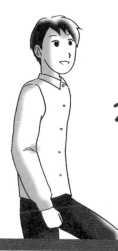

24년의 이야기

1 장

출생부터 초등학교

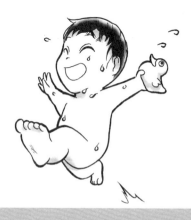

어린 시절의 타쿠토는 한마디로 말해, '건강한 말썽꾸러기에다 손이 많이 가는 아이'였습니다. 가만히 있을 때가 거의 없었고 눈만 떼면 없어진다는 느낌이었죠.

이런 타쿠토가 태어난 순간부터 초등학교 시절까지의 일들 그리고 그때 제가 느낀 것과 지금의 타쿠토가 당시를 되돌아보며 생각한 것들을 이야기해 보겠습니다.

01 과잉 행동 출생에서 유아기

엄마

타쿠토가 태어나다

타쿠토는 1994년 7월, 교토에서 태어났습니다. 하루 대부분을 잠으로 보내는 여느 신생아들과 달리 타쿠토는 잘 자지 않는 아이였습니다. 신생아인데도 놀라울 정도로 낮에 잠을 자지 않았죠. 그렇다면 밤에는 일찍 잠이 들어야 할 텐데 타쿠토는 매일같이 자정이 지나서야 잠이 들었습니다. 그때는 여름이어서 좀처럼 잠들지 않는 아이를 안고 바깥 산책을 하면서 간신히 재우고는 했습니다.

4개월에 기기 시작해 7개월에 걷다

이후 1개월째 뒤척이며 돌아눕더니 4개월에 접어들자 기어 다녔고 7개월에 걷기 시작했습니다. 얼굴은 아직 아기인데 유아복을 입고 걷는 아이를 보면 이상한 느낌이 들었습니다. 이처럼 과잉 행동을 보이는 타쿠토의 증상은 꽤 일찍부터 시작되었습니다. 4형제 중 타쿠토의 과잉 행동은 단연 압권이었죠.

나름대로 대책을 세웠음에도 타쿠토는 많은 사고를 당했습니다. 2층에서 집 밖으로 떨어지거나 공원의 다리에서 떨어지거나 미끄럼틀에서 떨어지기도 했고, 교통사고도 두 차례나 겪었죠.

목숨이 위험할 뻔한 사고도 몇 번 있었지만, 그때마다 찰과상에 그치는 타쿠토를 보며 '이 아이는 훗날 꼭 해야만 하는 일이 있어, 하늘이 살려 주는구나'라고 생각하고는 했습니다.

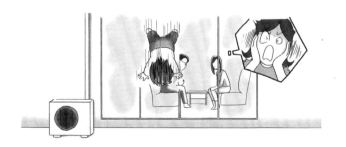

산만하지만 상냥한 말을 건넬 줄 아는 아이

그뿐 아니라 함께 외출을 하면 타쿠토를 종종 잃어버리게 되는 것입니다. 동네 슈퍼에서라면 침착하게 찾을 수 있었지만, 가끔 가는 백화점에서 아이를 놓칠 때면 저는 반쯤 울면서 찾곤 했습니다. 세 살 무렵부터는 거기에 장난이 추가되었고, 몇 번을 꾸짖어도 타쿠토는 장난을 반복했습니다. 방긋방긋 웃으며 즐거운 얼굴로요. 그렇다고 항상 힘들게만 한 것은 아니었습니다. 세 살을 넘기고부터는 가끔 제가 힘이 없어 보일 때면 뒤에서 "엄마, 항상 맛있는 밥을 만들어 줘서 고마워요. 빨래해 줘서 고마워요."라며 상냥한 말을 건넬 줄 아는 착한 아이였습니다.

시험 삼아 가 본 유치원에서

네 살이 되고부터 유치원에 갔습니다. 이웃의 친한 친구와 같은 유치원에 다니기로 한 거죠. 시험 삼아 가 본 유치원에서 같은 반 아이들 모두가 선생님의 동화 구연을 즐겁게 볼 때 타쿠토는 저와 절대로 떨어지지 않으려고 했습니다. 세 살 무렵 다니던 어린이집에서도 아이들과 어울리지 못한 일이 있었기에 저는 아이에게 강요할 마음은 없었습니다. 그런데 세 번째로 찾은 유치원에서 타쿠토는 스스로 아이들이 있는 곳으로 가겠다고 했습니다. 함께 놀고 싶은 마음은 있었지만, 그곳이 어떤 곳인지 안심이 될 때까지 지켜보았던 듯합니다. 막상 가 보니 의외로 즐겁다고 느꼈던 모양이고, 만족했다는 듯이 집에 돌아왔죠.

"유치원에는 안 갈 거예요."

하지만 집에서는 어째서인지 절대 유치원에 가지 않겠다고 말했습니다. 한데 또 유치원 원복을 맞추러 간다고 하자 같이 가겠다며 따라오더군요. 아마 친구들이 모두 원복을 맞추러 가니까 나도 가 볼까 하는 마음이었을 겁니다. 입학식도 절대로 가지 않겠다고 하고는 함께 갔죠. 입학식을 마치고 돌아오는 길에 입학 축하 겸 식당에 갔을 때는, 매우 기쁜 표정으로 "내일부터 유치원에 열심히 다닐 거예요."라고 했습니다. 그 후로 등원을 꺼리는 일은 전혀 없었습니다.

지금 생각하면 유치원이 어떤 곳인지 몰라 불안한 마음에 괜찮다는 느낌이 들 때까지 시간을 들여 관찰했던 게 아니었나 합니다.

"매일 힘들어요."

타쿠토가 들어간 유치원은 음악 수업에 주력하는 곳이어서 매일 피아노 연습 시간이 있었습니다. 그것 때문이었는지 타쿠토는 매일같이 힘들다고 말했습니다. 아무래도 피아노 연습은 타쿠토에게 힘든 일이었던 듯합니다.

언젠가 참관 수업이 있어 유치원에 갔을 때였습니다. 타쿠토 혼자 복도에서 빈둥거리고 있기에 집에 돌아와 이유를 물어보니 엄마들 냄새가 싫었다고 하더군요. 아마 어른들의 향수나 화장품 냄새가 견디기 힘들었던가 봅니다.

당시는 발달장애에 대해 모르던 무렵이었지만, 아마 그때부터 타쿠토는 감각이 예민했던 것 같습니다. 어른이 되어 그때의 일을 되돌아보며 타쿠토는 "그 냄새는 어찌해야 할지 모를 정도로 괴로웠어요."라고 하더군요.

아들

좋은 상태를 만들기 위해

왜, 과잉 행동을 하는가?

어머니가 써 내려간 이야기를 어디까지 기억하느냐고 묻는다면, 솔직히 저는 별로 기억나는 게 없어요. 그러니 왜 그런 행동을 했는지 물어도 대답할 수가 없죠. 그러나 어쩌면 이 일화들에는 ADHD가 관련되어 있었을지도 모르겠네요.

제가 가진 ADHD라고 하는 발달장애에는 과잉 행동이라고 불리는 특징이 있어요. 일반적으로 과잉 행동이라고 하면, '정체성이 없다', '충동적으로 움직인다' 등의 부정적인 이미지를 떠올리겠지만, 다른 한편으로는 '행동력이 있다', '활력이 넘친다'라고 하는 장점도 분명히 존재하죠.

이렇게 과잉 행동이라는 것에 대해 다양한 의견이 존재한다는 것은 무척 흥미로워요.

여기서 "왜 과잉 행동을 하는가?"라는 질문을 받으면 저는 "몸을 최상의 상태로 만들려고"라고 대답하겠어요. 여기서 '최상의 상태'라는 것은 머리가 맑아지고 잡념이 없어져 주위에 신경 쓰지 않고, 집중해야 하는 것에만 집중할 수 있는 안정된 상태를 말해요. '차분하지 않다'는 말을 듣는데 마음속은 안정되어 있다는 것이 모순인 것 같지만, 나름대로 이 부분에 대해 제가 정리한 것을 말해 볼게요.

대개 몸은 '움직이지 않는 상태가 중립(neutral)'이며, '움직일 이유가 있을 때 비로소 움직인다'는 것이 일반적인 생각일 거예요. 그렇지만 저에게는 '몸을 움직이지 않는 것이 중립'이라는 생각은 맞지 않아요. 오히려 반대로 '몸을 움직이고 있는 것이 중립적인 상태'인 거죠. 그리고 몸을 움직일 수 있을 때 비로소 '원하는 일에 집중할 수 있다'는 것이 경험을 통해 제가 얻은 결론이에요.

저는 몸을 움직이지 않는 상태가 되면 '몸을 움직이고 싶다'는 욕구가 생겨요. 앉아 있는 자세가 불편할 때 자세를 고치려는 욕구와 비슷하지 않을까요? 몸을 움직이지 못하는 상황이 되면 저는 뭔가 불편하다는 기분이 들어 집중

하고 싶은 일에 집중을 할 수가 없어요. 그러나 몸을 움직일 수 있는 상황에서는 의식을 완전히 집중하고 싶은 것에만 향하게 할 수 있죠. 그래서 저는 주위에 피해가 가지 않는 선에서 '몸을 움직일 수 있는 행동'을 찾아 '앉아 있을 때는 소리 나지 않게 다리를 흔드는' 등의 행동을 하는 거예요. 다시 말해, 가급적 움직임으로써 몸을 최상의 상태로 만들어 가려는 거죠.

02
진단/통합 교육 초등학교

진단을 받고 통합 교육 수업으로

첫째가 발달장애 진단을 받은 것은 초등학교 5학년 때였습니다. 둘째인 타쿠토는 당시 2학년이었는데, 첫째가 진단을 받은 시점에 저는 둘째와 셋째도 발달장애가 있는 것은 아닐까 생각했습니다. 그리고 검사 결과 타쿠토도 자폐 스펙트럼장애와 ADHD가 있다는 것을 알게 되었죠.

즉시 통합 교육 교실에 가 보자고 제안해 타쿠토와 함께 견학을 다녀왔습니다. 이후 타쿠토는 통합 교육 교실을 다니기로 스스로 결정했고, 그 결정에 만족해 통합 교육 수업을 즐기는 듯 보였습니다.

타쿠토의 작품이 없다!

통합 교육 수업을 받고 있던 타쿠토는 일주일에 한 번밖에 없는 만들기 수업을 들을 수 없었습니다. 다른 학생들은 만들기 시간에 만든 공룡을 그해 작품전에 제출하는데, 그 수업을 듣지 않는 타쿠토는 다른 친구들처럼 공룡을 만들 수 없었죠. 저는 담임 선생님, 만들기 수업 선생님과 상담하였고, 그 결과 타쿠토는 공룡 대신 통합 교육 수업에서 만든 화분 받침을 작품전에 내기로 했습니다.

그런데 타쿠토의 작품을 보러 간 작품전에서 그 화분 받침이 보이지 않는 겁니다. 열심히 찾은 끝에 다른 아이가 만든 공룡 밑에 놓여 있는 타쿠토의 화분 받침을 겨우 발견할 수 있었습니다. 크기가 큰 공룡 때문에 잘 보이지 않았던 거예요. 저는 타쿠토의 작품이 왜, 꼭 숨겨 놓은 것처럼

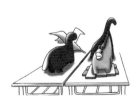

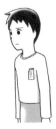

전시돼 있는 것인지 화가 났습니다. 그것을 본 타쿠토의 마음은 또 어땠을지도 걱정이 되었고요.

교장실에서 선생님들과 이야기하기로

돌아와 타쿠토에게 이 일에 대해 묻자 아이는 힘없이 대답했습니다. "선생님께 몇 번이나 부탁했어요. 공룡을 치워 달라고 부탁해도 안 된다고 하셨어요." 서툰 솜씨였지만, 그 화분 받침은 잘 만든 작품이었습니다.

알림장에 이 일에 대해 상담하고 싶다고 썼더니 교장 선생님과 만들기 수업 선생님이 교장실에서 함께 기다리고 있겠다는 답변이 왔습니다. 그 답변을 받은 저는 무척 기뻤습니다. 한 번에 모두와 이야기할 수 있게 되었으니까요. 그러나 한편으로는 '우리 사정을 알아줄까?' 싶기도 했습니다. 통합 교육 선생님과 상담하자 선생님은 "어머니, 열심히 이야기하세요. 아무리 말해도 알아주지 않으면, 그때는 제가 이야기하러 가겠습니다."라고 말해 주었습니다.

든든한 통합 교육 선생님의 존재

그 말을 듣고 안심한 저는 상담을 하러 갔습니다. 한 시간 반 동안 상담한 끝에 선생님들은 제 말을 이해하고 사과를 하더군요. 하지만 저는 제가 아닌 타쿠토에게 사과해 주실 수 없는지 여쭈었고, 다음 날 만들기 수업 선생님과 담임 선생님 모두 타쿠토에게 사과를 했다고 들었습니다.

이처럼 곤란한 상황에서, 제가 어떻게 하면 좋을지 고민이 될 때마다 통합 교육 선생님은 항상 상담을 해 주면서 용기를 북돋아 주었습니다.

진단을 타쿠토에게 전하지 않았다

첫째 아이는 "손이나 발이 제멋대로 움직이고 저도 모르게 말이 함부로 나와요."라고 종종 말하고는 했습니다. 즉, 본인도 그런 부분 때문에 곤란해하고 있었던 것입니다. 그 때문에 저는 첫째에게는 발달장애라는 진단을 말해 주었습니다.

　　그러나 타쿠토는 특별히 곤란한 기색을 보이지 않았기에 발달장애라는 진단을 전하지 않았습니다. 통합 교육 교실에 다니는 것에 대해서도 '네가 힘들어하는 것을 도와주는 곳'이라고만 간단히 설명해 두었죠.

스스로 여러 가지를 느끼고

　　타쿠토가 중학교 3학년 때, 저는 다카야마 케이코의『덜렁이가 달인 약』을 읽었습니다. ADHD에 대한 책이었는데, 식탁에 놓여 있던 그 책을 타쿠토도 읽었는지 이렇게 말했습니다.

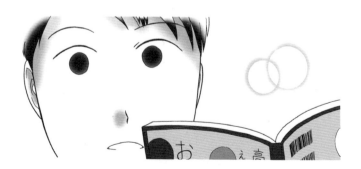

"책에 나오는 다카야마 케이코의 이야기는 제가 겪은 일
들과 비슷해요. 저도 ADHD인가요?" 저는 대답했습니다.
"맞아. 아스퍼거 증후군에 ADHD가 함께 있지. 하지만 아
스퍼거 증후군이나 ADHD가 있는 사람들 덕분에 이 세상
은 발전해 왔단다. 그러니까 세상에 꼭 필요한 사람들인 거
야."

그 후 타쿠토는 학교 도서관에서 『빛과 함께-자폐아를
안고』를 빌려 읽더니 저에게도 권해 주었습니다. 그 책을
읽고서 스스로 여러 가지를 느꼈는지 때때로 생각한 바를
제게 이야기해 주었습니다. 책의 주인공인 히카루와 자신
에게 비슷한 점이 많다고 느꼈던 것 같습니다.

통합 교육과 학교의 균형

진단

저는 초등학교 2학년 때 진단을 받은 모양이지만, 정작 그때 일은 기억나지 않아요. 중학생이 된 후에 어머니가 말씀해 주셨는데, 집에 있던 한 권의 책이 계기가 되었어요. 그 책에는 ADHD가 있는 사람이 시행착오를 겪으면서 그것과 마주하며 살아온 이야기가 실려 있었어요.

저는 그 사람이 가진 고민을 읽어 내려가며 동질감 같은 것을 느꼈어요. 그래서 혹시 하는 마음에 어머니께 여쭈었다가 저 또한 어린 시절에 ADHD로 진단받은 사실을 알게 되었죠. 다만 그때까지 제가 가지고 있던 '장애에 대한 생각'은 도서관에서 히카루의 분투기를 읽고 느낀 것처럼 부정적인 게 아니었어요. 발달장애라는 진단에 대해 충격을 받은 적은 없었고, 지금까지도 이 장애가 그다지 나쁜 것이라는 생각은 없어요.

통합교육

저는 학교를 매일 가야 하는 것이 힘들었어요. 단지 지치기 때문이었고, 제게 피곤한 건 견딜 수 없는 일이었거든요. 매일같이 등교해야 하는 것을 어떻게 좀 할 수 없을까 생각하고 있을 때 '통합 교육'이라는 제도를 알게 되었어요.

이 제도를 이용하면 매주 다른 환경을 체험할 수 있기 때문에 '새로운 자극'을 받을 수 있다고 생각한 저는 그 매력에 끌려 통합 교육을 선택했어요. 그 결과 '학교에 간다'는 하나뿐인 선택지에 '통합 교육'을 추가함으로써 학교에 다니는 것에 익숙해질 수 있었죠.

솔직히 통합 교육에 대한 추억은 별로 없어요. 그러나 중학교 3학년 때 통합 교육 선생님이 저에게 해 주신 이야기는 아직도 머릿속에 남아 있죠. 중학교 졸업을 앞둔 어느 날, 왜 쉽게 지치는지 그 이유에 대해 깊이 생각해 본 적 없던 저에게 통합 교육 선생님이 말씀하셨어요.

"타쿠토의 활동 상태는 0 아니면 100인 것 같아. 그렇게 극단적으로 움직이기 때문에 몸의 상태를 좋게 유지하기가 힘든 게 아닐까?"

선생님은 제가 통합 교육을 받을 때는 온전히 쉬고, 학교에서는 활발하게 행동한다고 생각하신 거예요. 이 말을 듣고 바로 몸 상태를 조절하는 것은 불가능했지만, 그 말의 의미를 생각해 보는 것만으로도 제 몸의 상태를 머릿속으로 가늠할 수 있게 되었어요. 그리고 이후 '통합 교육'과 '학교' 양쪽의 균형을 맞추려는 노력이 쌓여 '몸의 상태를 조절하는 능력'을 키울 수 있게 되었죠.

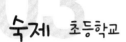

숙제 초등학교

엄마

숙제하라고 잔소리하지 않았다

타쿠토가 초등학교 1학년 때의 일이 생각납니다. 책을 소리 내어 읽는 숙제였는데, 타쿠토는 그 숙제를 싫어하는 기색 없이 매일 꾸준히 했습니다. 아이가 읽는 것을 듣고 확인 도장을 찍어야 했는데, 저는 도장을 찍는 대신 매번 읽은 내용과 관련된 그림을 작게 그려 넣곤 했죠.

나중에야 알게 되었지만, 타쿠토는 소리 내어 읽는 숙제가 아닌 다른 숙제는 하지 않았던 것 같습니다. 아이가 숙제를 하지 않은 것조차 모르고 있었다니, 엄마로서 부끄럽네요.

숙제하라고 하면 항상 힘들어 하던 첫째 아이를 보고서 저는 타쿠토에게 숙제하라는 잔소리는 하지 않았습니다.

한편, 셋째 때는 이런 일도 있었어요. 한자를 여러 차례 반복해 쓰는 숙제를 할 때면 반복하는 동안 글자가 점점 달라져 마지막에는 완전히 이상한 한자가 되기 일쑤였기에 "한자 하나를 2회 반복해 쓰기는 어떨까요?"라고 선생님께 부탁드리기도 했습니다. 물론 선생님은 흔쾌히 승낙해 주셨죠.

숙제에서 도망치다

0점을 받는 것

저는 숙제를 하지 않았어요. 책상에 오래 앉아 있을 수 없었고, 숙제를 왜 해야 하는지 이해할 수도 없었으며, 숙제는 단지 고통일 뿐이었기 때문이에요.

당시의 저를 떠올려 보면, 일본어나 한자 등 답을 잘 맞출 수 있는 것이라면 어떻게든 할 수 있었지만, 산수 숙제는 아무리 풀어도 틀린 답이 나와 제가 풀지 못하는 문제와 마주하고 있다는 느낌이 정말 싫었어요. 거기에 원래 갖고 있던 게으름이 더해져 저는 숙제를 하지 않았죠.

왜 숙제를 하는지는 알고 있어요. 배우기 위해서죠. 날마다 배우는 자세를 바로잡고 공부하는 습관을 지녀야 한다는 것을 저도 잘 알고 있어요.

　　그럼에도 문제를 풀지 못하는 저 자신과 마주하기가 힘
들었고, 그것에 대한 평가가 내려져 주위에 알려지는 것이
부끄럽고 싫어 저는 숙제를 하지 않았어요. 그러면 0점을
받더라도 이것이 제가 못해서 내려진 평가가 아니라고 생각
했거든요. 저는 숙제로부터 도망쳤던 거예요.

따뜻하고 부드러운 공기

타쿠토를 낳았을 때의 일은 지금도 확실히 기억합니다. 조산사가 막 태어난 타쿠토를 안고 제게 왔죠. 타쿠토는 초롱초롱한 눈으로 저를 보며 제가 내민 오른손 엄지를 꽉 움켜쥐었어요.

그 순간 마음이 따뜻해지고 기쁨이 일었습니다. 타쿠토가 세 살 정도 되었을 때 그때의 일을 들려주자 아이는 "엄마, 앞으로 좋은 아이가 되겠다고 약속할게요."라고 말했습니다. 하지만 그 말과는 다르게, 그 무렵 타쿠토는 장난과 과잉 행동으로 매일매일을 보내곤 했죠. 그렇지만 타쿠토의 다정함은 제게 큰 위로가 되었습니다. 산만하고 장난이 무척 심했지만, 그 시절의 타쿠토를 생각하면 따뜻하고 부드러운 공기에 휩싸이는 느낌입니다.

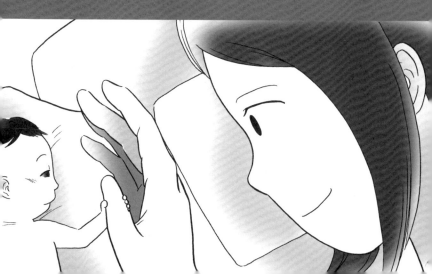

2 장

중학교

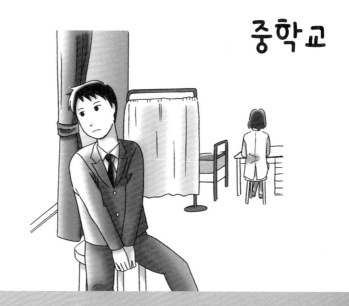

타쿠토는 중학교 2학년 때 등교를 거부했습니다. 이번 장에서는, 그 당시 타쿠토가 어떻게 지냈고 무슨 생각을 했는지, 그리고 어떤 일을 계기로 다시 교실로 돌아갈 수 있었는지 쓰겠습니다. 또 학급 친구들, 담임 선생님과의 관계에 대해서도 이야기하겠습니다.

04 등교 거부 중학교

엄마

입학 전, 교장 선생님과의 대화

타쿠토가 중학교에 입학하기 전, 저는 교장 선생님을 만나 타쿠토에 대해 상담하며 "발달장애가 있는 타쿠토의 행동에 잘 대처할 수 있는 선생님이 담임을 맡아 주셨으면 합니다."라고 부탁드렸습니다. 입학 후 타쿠토의 담임 선생님이 된 분은 이전까지 특수 학교에 계셨던 여자 선생님으로 일반 학교 근무는 처음이라고 했습니다. 입학식이 끝나고 저는 담임 선생님께도 타쿠토에 대해 말씀드렸습니다. 타쿠토는 다정한 아이이며 함께 있는 것만으로도 위로가 된다고, 배려해 주셨으면 좋겠다고요. 그 후 담임 선생님은 타쿠토가 힘들어할 때마다 상담실로 데려가는 등 대처를 잘 해주셨습니다. 또한 타쿠토는 공황 상태가 되면 말없이 몸이 굳어버리는데, 그럴 때마다 선생님은 타쿠토를 진정시키고 이야기를 들어주셨습니다.

동아리 활동

중학생이 된 타쿠토는 농구부에 들어갔고, 곧 아침 연습과 방과 후 연습을 시작하였습니다. 저도 중·고등학교 6년 동안 농구부로 활동했기에 연습의 어려움은 알고 있습니다. 타쿠토는 조금씩 연습에 빠지기 시작하더니 나중에는 학교까지 빠지기 시작했죠.

통합 교육은 중학생이 되어서도 계속 받기로 했습니다. 통합 교육 선생님과 상담을 해서 주 1회 가던 통합 교실에 주 2회 가게 되었죠. 그 외의 날에는 학교 보건실로 등교하게 되었지만 보건실에 오래 있을 수는 없었고, 약간의 과제가 끝나면 집으로 돌아와야 했습니다. 시간이 많이 남았던 타쿠토는 매일 중고 서점에 가서 책을 읽었던 것 같습니다.

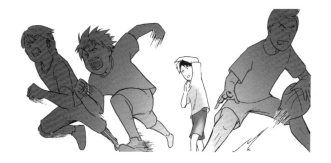

타쿠토는 초등학교 저학년 때도 격일로 등교하다가 얼마 지나지 않아 다시 매일 등교한 경험이 있습니다. 그래서 저는 타쿠토가 학교를 빠지더라도 타쿠토의 상태를 확인하면서 선생님과 이야기하고 상황을 전하는 등 부모로서 할 수 있는 일을 했습니다.

교실로 돌아가게 된 계기

하루는 같은 반 친구가 보건실에 있는 타쿠토를 보고 쉬는 시간에 보건실로 왔는데, 타쿠토는 그 친구를 보고 커튼 뒤에 숨었다고 합니다. 이런 날이 계속되던 어느 날 담임 선생님이 타쿠토에게 제안을 하나 했고, 그것이 계기가 되어 타쿠토는 다시 교실로 돌아갈 수 있었다고 합니다.

어른이 되고 나서 타쿠토는 그때 일을 이렇게 말합니다. "교실로 돌아갈 수 있는 계기를 원했다고 생각해요. 그런 제게 선생님이 용기를 주셨죠."

인기남 타쿠토

타쿠토는 평범한 아이가 아니었지만, 반에서 인기가 있었습니다. 아무래도 타쿠토의 말과 행동이 반 아이들에게 큰 영향을 준 듯합니다. 아이들은 집에 돌아가서 "오늘은 타쿠토가 이런 일을 했고, 이런 말을 했어."라고 엄마들에게 이야기한 것 같습니다. 그래서 수업 참관일이면 타쿠토는 친구 엄마들로부터 "네가 타쿠토구나."라는 이야기를 많이 들었습니다.

저 또한 참관일에는 "타쿠토의 어머니시군요."라는 말과 함께 아이들이 타쿠토를 어떻게 이야기하는지 듣는 일이 많았습니다. 어떤 아이는 "타쿠토 등에는 날개가 있어."라고 말했다고도 합니다. 상냥한 타쿠토의 존재가 반 아이들에게도 편안함을 준 모양입니다.

문화제나 합창 축제 때도 타쿠토의 이름을 많이 들었습니다. 다른 반을 소개할 때는 조용해도 타쿠토 반을 소개하는 순간에는 모두들 웃음이 넘치며 즐겁게 합창을 시작하더군요.

선생님의 영향으로

　발달장애가 있는 아이들은 그 다름 때문에 소외당하는 일도 종종 있습니다. 하지만 담임 선생님이 타쿠토를 항상 긍정적으로 봐 주셨기 때문에 그 마음이 반 아이들에게도 전달된 것이 아닌가 합니다. 학부모 면담일에는 "어머님이 말씀하신 대로 타쿠토는 정말 착한 아이예요. 보고 있으면 저까지 마음이 맑아지는 느낌이에요."라고 하셨습니다.

　선생님이 타쿠토를 골칫거리로 여겼다면 그 마음 역시 반 아이들에게 전해졌을 겁니다. 선생님이 아이를 어떤 마음으로 보는가 하는 것은 다른 학생들에게 큰 영향을 준다고 생각합니다.

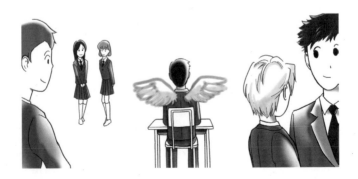

아들

계기 그리고 원인 해소

중학교 입학부터 등교 거부까지

의외라고 생각하실지도 모르겠지만, 저는 초등학생 때 공부를 꽤 잘한 편이었어요. 숙제는 하지 않았지만 고양이 모양의 로봇이 산수나 과학을 가르쳐 주는 만화책을 보았죠. 이것 때문에 학교를 빠지기 일쑤였지만, 한편으로는 이것 덕분에 수업을 듣지는 않고도 시험에서 좋은 점수를 받을 수 있었어요.

하지만 중학생이 되자 수업을 전혀 따라가지 못했어요. 생각해 보면 당연한 결과였죠. 다른 친구들이 열심히 수업을 들을 때, 저는 전혀 다른 것을 생각하거나 수업과 상관없는 책을 읽었으니까요. 수업에 임하는 자세가 전혀 달랐으니 이런 태도로 다른 친구들과 비슷한 성적을 내기는 어려웠죠.

1학년을 바닥권 성적으로 보내고 2학년이 됐을 때 학교 생활에 전환점이 찾아왔어요. 바로 농구부에 들어간 거예요. 당시 저는 조숙한 편이었고, 중학교 2학년 때 이미 키가 177 cm였기에 농구를 하기에는 안성맞춤이었죠. 동아리 활동 초반은 즐거웠어요. 하지만, 두 가지 이유로 저는 농구부 활동을 계속할 수 없었어요.

첫 번째는 연습이 힘들었기 때문이에요. 농구부는 아침 연습뿐 아니라 쉬는 날에도 연습을 해야 했는데 제게는 이 연습을 꾸준히 할 만한 근성이 없었어요. 두 번째는 지병인 천식이었어요. 저는 체력이 약해 어려서부터 오래 뛰는 것을 힘들어했어요. 체육 수업 정도라면 큰 문제가 없었겠지만, 힘든 연습을 계속해야 하는 농구부를 전 너무 만만하게 본 거죠.

결과적으로 저는 농구부 활동을 그만두고 싶어졌어요. 하지만 말을 꺼낼 수가 없더라고요. 부끄러웠거든요. 모두가 열심히 하는데 나는 못 하겠다고 대놓고 말할 용기가 없었고, 포기하겠다는 말을 한 이후에 저에게 내려질 평가가 두려웠어요.

이런 복잡한 마음들이 뒤섞여 저는 학교에 가지 않으면 그 누구와도 만나지 않을 수 있다는 생각에 2학년 때 등교를 거부하게 된 거예요.

등교 거부의 상황

등교를 거부했던 저는 대신 보건실로 갔어요. 주 2일 통합 교육 교실에 다니고 있었으니 일주일에 2일은 통합 교육 교실에 가고 나머지 3일은 보건실로 등교한 셈이죠.

등교를 거부한 적이 있는 사람이라면 공감하겠지만, 어쨌든 시간은 많이 있었어요. 그 시간을 뭔가 생산적인 일에 쓰면 좋았겠지만, 저는 매일같이 중고 서점에 들러 만화책을 읽을 뿐이었죠. 처음에는 소년 만화만 보다가, 속독으로 읽고 싶은 책을 다 읽고 난 후에는 장르를 가리지 않고 계속 읽었어요.

매일 중고 서점에서 책을 읽으며 뭔가 지혜를 터득한 것은 아니었어요. 당시 머릿속에는 미래에 대한 막연한 두려움뿐이었죠. 고등학교 진학은 전혀 생각지 못했어요. 공부에 자신이 없어서 수업을 따라갈 수 없을 거라고 생각했거

든요. 취업은 더더욱 불가능하다고 생각했어요. 매일 어딘
가를 다닌다는 것은 상상조차 할 수 없었죠. 당시 저를 지배
한 감정은 '미래가 두렵다'는 공포였어요.

다시 학교에 가기까지에는

이런 제가 어떻게 다시 학교에 갈 수 있었을까요? 두 가
지 이유가 있었어요. 학교에 다시 갈 수 있는 계기가 있었
고, 등교를 거부했던 직접적인 원인이 해소되었거든요. 저
의 경우 별것 아닌 담임 선생님의 한마디가 계기가 되었고,
농구부 부원들이 저에게 내릴 평가에 대한 두려움이 해소되
면서 학교에 다시 갈 수 있게 되었어요. 지금부터 그 이야기
를 하려고 해요. 하지만 그 전에 먼저 아셔야 할 것은 저희
반에는 모두 좋은 사람들만 있었다는 사실이에요.

선생님의 한마디

매일 보건실로 등교하면서 저의 행동은 조금씩 변화하
고 있었어요. 학교에 도착하여 보건실로 바로 가지 않고 화

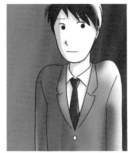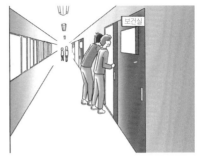

장실에서 기다렸다가 종소리가 울린 후에야 재빨리 보건실로 달려가는 것이었죠. 종이 울릴 때까지 기다리지 않으면 반 친구들이 보건실까지 와서, "타쿠토! 교실에 가자!"고 하는 고마운 권유를 들어야만 하기 때문이에요.

누구와도 만나고 싶지 않은 제 마음이 드러날까봐 저는 반 친구들 눈에 띄지 않으려고 애쓰며 하루하루를 보내고 있었어요. 하지만 앞서 말했듯이 저희 반에는 모두 좋은 사람들뿐이었죠. 이 '저희 반'에는 반 친구들뿐 아니라 선생님도 포함되어 있어요.

제가 친구들과 마주치지 않는 것이 우연이 아니라 제가 의도한 결과라는 것을 담임 선생님이 마침내 알게 되었어요. 어느 날 선생님은 제게 와서 이렇게 말씀하셨어요.

"선생님은 지금껏 타쿠토의 행동을 받아들였어. 이번에는 타쿠토가 선생님의 뜻을 들을 차례야. 둘 중 하나를 선택하렴. 지금처럼 보건실 등교를 계속하는 대신 반 친구들이 보건실에 오는 것을 받아들이는 것. 다른 하나는 타쿠토가 매일 아침 교실로 가서 모두에게 인사를 하는 거야. 어느 쪽이든 선택하길 바란다."

저는 즉시 결정했어요. 제 선택은 물론 반에 가서 모두에게 인사하는 것이었죠. 반 친구들이 보건실로 오는 것은 너무 미안하기도 했고, 무엇보다 부끄러울 것 같아 선택할 수가 없었어요. 그날부터 저는 아침에 교실에 들러 친구들에게 인사를 한 다음에 보건실로 갔어요.

원인이 해소되다

보건실 등교를 계속하던 어느 날, 저는 운동장에서 하는 체육 수업을 보고 있었어요. 운동을 좋아했으니 수업 중인 친구들의 즐거운 모습이 부러웠던 거예요. 그런 저를 보고 선생님은 체육 수업만이라도 나오라고 하셨지만, 저는 당연

히 거절했어요. 재미있는 수업에만 참여하는 건 이기적이라
고 생각했기 때문이죠.

　그럼에도 체육 수업에 들어가고 싶은 마음이 커져, 결국
저는 체육 수업에 참여하기 시작했어요. 친구들은 대체로
편하게 대해 주었어요. 아침마다 했던 인사가 도움이 되었
는지도 모르겠네요. 정확한 이유는 모르겠지만, 어쨌든 등
교를 거부하던 저도 체육 수업을 함께할 수 있었어요.

　그러던 어느 날, 높이뛰기 연습을 하는 저에게 농구부
부원이 말을 걸어왔어요. 높이뛰기를 어려워하던 저에게 고
쳐야 할 부분을 알려 주었고, 제가 다시 뛰고 나자 칭찬을
건네더라고요. 저는 그 순간을 평생 잊지 못할 거예요. 그
일은 놀라울 정도의 충격이었죠.

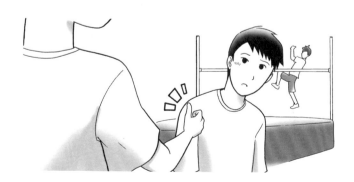

다시 학교로 돌아가다

체육 수업에만 참여하던 것이 일본어 수업도 더해지고 급식 시간도 더해지면서 결국 저의 등교 거부는 끝이 났어요. 만약 선생님이 반 친구들과 만날 시간을 마련해 주시지 않았다면, 또 잠깐이었지만 농구부 부원의 조언과 칭찬이 없었다면 어떻게 되었을지 모르겠네요. 그만큼 '계기'와 '원인 해소'라고 하는 두 가지로부터 얻은 도움이 컸어요.

다만 등교를 거부하는 마음이 사라졌다고 해서 매일같이 학교에 간 건 아니에요. '쉬는 날이 많다'는 것은 변하지 않았죠. 하지만 적어도 학교에 가는 것이 더는 무섭지 않게 되었어요.

등교 거부가 따뜻한 기억으로

타쿠토가 등교를 거부하던 그때를 생각하면, 시간이 흐른 탓도 있겠지만 왠지 마음이 따뜻해집니다.

갑자기 학교에 오지 않는 타쿠토에게 무슨 일이 있는 거냐고 반 아이들이 몇 번이나 물어 오는데 선생님은 답해 주기가 곤란했다고 하였습니다. 얼마 지나지 않아 보건실에 있는 타쿠토를 발견한 반 친구들 몇몇이 보건실에 들어오자, 타쿠토는 커튼 뒤에 숨었다죠.

보건 선생님은 웃으면서 이렇게 말했습니다. "타쿠토는 그 큰 몸을 숨기려고 해요. 정말 귀엽다니까요." 이런 일 하나하나가 저를 기분 좋게 해 줍니다. '아, 타쿠토는 모두에게 사랑받고 있구나'라고…. 타쿠토에게는 힘든 시간이었겠지만, 제 마음 안에서는 따뜻한 기억으로 바뀌어 가고 있습니다.

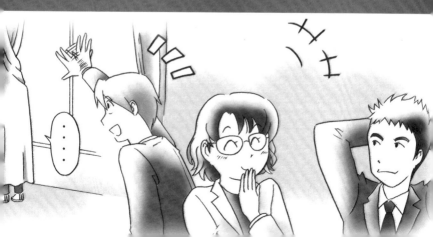

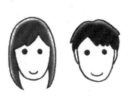

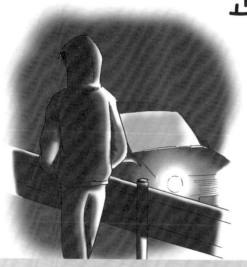

3 장

고등학교

고등학교에 진학한 타쿠토의 입에서 어느 날 "죽고 싶어요."라는 말이 나왔습니다. 타쿠토는 어째서 그런 말을 할 정도로 내몰렸을까요? 타쿠토가 먼저 당시를 되돌아보고, 제가 엄마로서 그런 타쿠토를 어떻게 대했는지 적어 가겠습니다.

05
전환기가 된 고등학교

아들

고등학교 입학

공부는 못했어요. 특히 수학은 형편없었죠. 필기하는 습관이 없다 보니 글씨가 예쁘지 않았고, 눈이 나빠 잠시 주춤하면 칠판의 글자가 지워지는 통에 받아쓸 수 없는 부분이 생겼거든요. 결국 귀찮아져 필기조차 하지 않게 되었어요.

그런데 어떻게 고등학교에 입학할 수 있었을까요? 놀랍게도 갈 수 있는 학교가 있었어요. 하나는 양호학교, 또 하나는 요리학교였는데 저는 후자를 택했어요. 학교 홍보물에 '공부하기 싫은 너도 괜찮아'라고 쓰여 있었기 때문이었죠.

요리학교에 들어가려면 비싼 입학금을 내고 몇 개의 과제를 해내야 했지만, 다행히 저는 그 과제를 해결해 냈고 문제없이 입학하게 되었어요.

고등학교 생활

요리 수업은 어려웠지만, 전문적인 지식을 배울 수 있어 흥미롭고 재미있었어요. 다만 저는 같은 반 친구들과 친해지는 방법을 전혀 몰랐어요. 그때 처음으로 깨달았어요. 누군가에게 말을 건네면 소통이 시작되지만, 저는 말을 걸지 않았고 또 말을 걸지 못한다는 것을 말이죠.

어느 날 수업 중 웅성거리는 소리가 들려서 주위를 살펴봤는데 다른 친구들이 서로 친하게 이야기를 나누고 있었어요. 주위 친구들은 이미 서로 친하게 지내고 있었지만, 저에게는 그런 친구가 없었던 거예요.

요리법을 알려 주는 선생님의 목소리와 친구들의 진지한 눈빛 속에서 조금이라도 어수선하게 하면 반 친구들에게 피해가 갈 것이라는 생각이 들어 견딜 수가 없었어요. 그 결과 저는 친구들 사이에서 겉돌게 되었고, 소외당하게 되었죠. 그러면서 저는 점차 학교에 가지 않게 되었어요.

그렇게 반년이 지난 어느 날, 어머니께서 "학교에 가지 않으면 비싼 학비가 헛되이 된다는 것만은 알아줬으면 좋겠

구나.”라고 말씀하시더군요. 그 말에 마음을 먹고 다시 학
교에 나가게 되었지만 해결된 것은 전혀 없었어요. 겉도는
건 여전했죠. 수업도 따라가기 힘들어 저에게는 과제가 주
어졌어요. 대단한 것은 아니고 그저 교과서를 마구 베끼는
것이었는데, 집중만 하면 끝낼 수 있으니 힘들지는 않았어
요. 하지만 요리 수업은 근본적으로 어쩔 도리가 없었죠.

그때 저는 깨달았어요. 제가 선택한 이 길은 공부는 못
해도 되지만 여기서마저 발을 헛디뎌 버리면 갈 곳이 어디
에도 없음을……. 즉 학교를 그만두는 선택은 있을 수 없다
고. 학교를 그만두면 공부를 못하는 내게 더 이상의 길은 없
으며, 그렇게 되면 모든 것이 끝나 버리고 만다고.

가출

하지만 얼마 지나지 않아 저는 모든 것을 포기해 버렸어
요. 학교에 가지 않는데 비싼 학비를 낼 수는 없었죠. 그래
서 학교를 그만두었어요. 취업은 엄두도 내지 못했어요. 학
교조차 가지 못하는 제가 취업을 할 수 있다고 생각되지 않

앉거든요. 집에 들어갈 수 없었어요. 더는 나아갈 미래가 없다는 생각이 들었죠. 죽음이라는 것은 너무 두려웠고, 적당한 방법으로 가출을 선택했어요. 멀리 강으로 가서 생활해야겠다 생각했죠. 때는 겨울이었는데, 무섭고 슬펐고 싫었지만 어쩔 수 없었어요.

휴대폰은 집에 두고 나왔어요. 친구 집에서 자겠다는 등의 메모 하나 남기지 않고, 부모님이 그 어떤 것도 알지 못하게 한 후 출발한 거예요. 가는 도중에 어둠이 드리운 강을 보고 너무 무서워져 그날만큼은 불빛이 있는 주차장에서 자야겠다고 생각했어요. 하지만 잠을 자지 못했어요. 추웠거든요. 정말 추웠어요. 어쩔 수 없이 24시간 영업을 하는 패밀리 레스토랑에 가려고 했어요. 한데 가려고 하는 길에 웬걸, 부모님이 탄 차와 마주친 거예요. 순간 웃음이 나왔어요. 앞으로 두 번 다시 만날 일 없을 거라고 생각했는데, 결말이 이렇다니 웃음이 터진 거죠.

그때 제가 무엇 때문에 웃었는지는 잘 모르겠어요. 슬퍼서, 안심해서……. 어쨌거나 저는 웃었어요. 그 일 이후, 저는 살아가는 것을 포기해야겠다는 생각을 한 적이 없어요.

길은 열려 있다

그 뒤에도 바뀐 것은 없었어요. 공부도 친구도 그대로였죠. 그래도 길을 찾아야만 했어요. 그리고 길은 있었어요. 제가 다니던 요리학교와 제휴하고 있던 고등학교가 있었던 거예요. 다시 한 번 말하지만 길은 열려 있었어요.

저는 요리학교와 제휴한 단위제[1] 고등학교에 편입했어요. 단위제였기에 수업마다 교실이 바뀔 때가 많아 혼자 있어도 마음이 편했죠.

저는 조금씩 변화해 갔어요. 먼저 성적이 올랐어요. 성적이 올랐다고 해서 죽기 살기로 공부했다는 뜻은 아니에요. 저는 평소에는 집중해서 공부하기가 어려웠지만, 시험 당일 그것도 시험이 시작되기 15분 전에는 엄청난 집중력을 발휘할 수 있었거든요. 그 15분 동안 중고 서점을 다니며 단련된 속독 기술을 이용해 공부함으로써 점수를 올릴 수 있었어요.

• • • • •

1 단위제: 일본의 고등학교 시스템으로, 정해진 학년이 없으며 3년 동안 정해진 만큼의 수업을 듣고 단위를 채우면 졸업한다.

또 평소 집중해서 수업을 들을 수는 없었지만, 필기는 가능했어요. 아마도 교과서 베껴 쓰기와 같은 과제를 해 왔기에 책상에 앉아 글씨를 쓰는 것이 크게 힘들지 않았던 것 같아요. 그렇게 성적은 좋아졌어요. 그리고 저는 대학에 가기로 했죠.

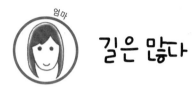

길은 많다

고등학교 입학

통합 교육 선생님은 중학교 1학년 때부터 고등학교 진학을 준비하라고 말했습니다. 그래서 중학교 1학년 때는 고등학교 정보를 모았고, 2학년이 되어서는 견학과 체험을 시작했습니다. 그중 요리학교에 관심이 있던 타쿠토는 그 학교 주최의 요리 실습 대회에 참가했습니다.

솔직히 말하면 타쿠토의 성적은 그 학교의 입학 커트라인에 들지 못했습니다. 하지만 보통 3학년부터 체험하는 곳을 타쿠토는 2학년 때부터 참가했죠. 예의 바르고 성실한 타쿠토의 모습이 선생님들 눈에 띄었던 것 같습니다. 추천은 어려운 상황이었지만, 요리학교 쪽에서 꼭 지원해 보라고 했고, 그 결과 타쿠토는 합격할 수 있었습니다.

"학교를 당연히 졸업할 수 있을 거라고 생각하지 마!"

요리학교에 들어간 타쿠토는 의욕적으로 학교에 다니기 시작했습니다. 하지만 점차 지각이나 결석이 잦아지기 시작하더군요. 지켜보니 요리 실습이 있는 날에만 지각이나 결석을 하는 것이었습니다. 요리학교에 다니면서 요리 수업에 참여하지 않으려고 한 것이죠.

그러던 어느 날, 타쿠토가 "죽고 싶어요. 모처럼 제가 다니고 싶다고 해서 비싼 학비를 내 주셨는데 저는 더 이상 다니지 못하겠어요."라고 말하더군요. 보통은 이런 말에 꽤 충격을 받겠지만, 저는 그 순간 "발달장애를 가진 아이가 학교를 당연히 졸업할 수 있을 거라고 생각하지 마!"라던 선배 어머니의 말이 생각났습니다. 저는 타쿠토에게 말했습니다. "그런 것 가지고 죽을 것 없어. 길은 많으니까. 졸업 시험을 치르고 대학이나 전문학교에 갈 수도 있고, 지금 학교랑 제휴를 맺은 단위제 고등학교에 가서 통신제[1]나 전일제[2]로 수업을 들을 수도 있어."

· · · · ·

1 통신제: 일본의 고등학교 시스템으로 통신 강좌를 통해 공부한다.
2 전일제: 가장 일반적인 고등학교를 이른다. 한국의 고등학교 과정과 동일하다.

타쿠토는 생각을 좀 하더니 "통신제로 다닐게요."라고 대답했습니다. 하지만 며칠 후 "게으른 저에게 통신제는 무리일 것 같아요. 직접 다닐게요."라고 하더군요. 그리고 2학년이 되어 타쿠토는 단위제 학교로 옮겨 다니기 시작했습니다.

정보 제공

부모가 할 수 있는 중요한 것은 정보를 찾아 제공하는 것이라고 생각합니다. 아이는 부모보다 가진 정보가 적기 때문에 종종 길이 막혀 있다고 느낄 수 있습니다. 이때 부모가 적절한 정보를 제공하면 아이는 '돌파구는 있다'고 생각해 앞으로 나아가기가 수월해집니다.

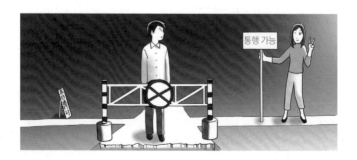

평범한 애를 키우고 싶다

고등학생인 타쿠토에게 심한 말을 한 적이 있습니다. 그 무렵 타쿠토는 괴롭다는 듯 등교를 하고 있었고 학교에 잘 나가지도 않았죠. 그때 저는 해서는 안 되는 말을 했습니다.

"평범한 아이를 키우고 싶다."

"평범한 아이는 어떤 아이죠?"

"괴로워하지 않으며 학교에 가는 아이, 동아리 활동이나 아르바이트도 할 수 있는 아이."

지금 생각하면 얼마나 잔인한 말이었나 싶지만, 그때는 매일 힘들게 학교에 가는 타쿠토를 보는 것이 괴로워 그런 말을 하고 말았던 거죠.

그 후 타쿠토는 "평범한 아이가 될게요."라고 선언하고 학교도 별로 빠지지 않고 동아리 활동과 아르바이트도 시작했습니다. 연말에 연하장을 구분하는 아르바이트는 계속했지만, 동아리 활동과 음식점 아르바이트는 금세 그만두어 버렸죠. 그래도 타쿠토는 충분히 노력했다고 생각합니다.

어른이 된 타쿠토가 언젠가 말하더군요. "그때 어머니가 평범한 아이를 키우고 싶다고 하셔서 정말 상처받았어요."라고요. 그 말을 했던 당시에도 타쿠토에게 거듭 사과했지만, 생각 없이 내뱉은 제 말이 아이의 마음속 깊이 박혔던 거예요.

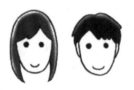

4 장

대학교

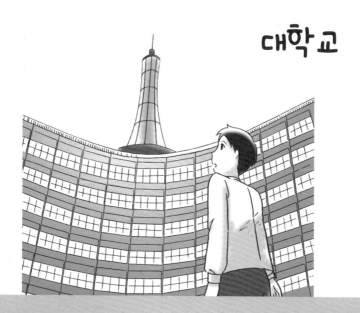

타쿠토가 인생에서 가장 즐겁게 보낸 시절은 대학 시절이라고 들은 적이 있습니다. 그만큼 타쿠토에게 대학 시절은 소중한 시간이었다고 생각합니다. 대학교 1학년 때부터 공부 때문에 고생하고, 학점을 따려고 많은 노력을 하며 고민을 거듭하던 타쿠토에게 기꺼이 도움을 건네준 분들이 있었습니다.

그 악전고투의 대학 생활을 타쿠토가 전합니다.

06
가장 즐거웠던 시절

대학교 1학년

"1/3은 졸업할 수 없어."

"너희 선배들 1/3은 졸업하지 못하고 대학을 떠났다." 입학식 행사가 끝난 후 오리엔테이션에서 교수님 한 분이 말씀하셨어요. 수험 공부를 한 적 없는, 대학 부속학교에서 추천을 받아 입학한 많은 학생들이 졸업을 하지 못했다는 거죠.

"너희들이 그 1/3에 들어갈지 어떨지는 앞으로의 행동에 달렸다." 이 말을 마지막으로 오리엔테이션은 끝이 났어요. 부속학교 출신인 저는 대학을 무사히 졸업하고 싶다는 소망을 가슴에 품고 입학 첫날을 마무리했어요.

필수 이수 과목을 선택하고, 24학점 중 23학점을 수강하기로 했어요. 첫 학기는 썩 괜찮았죠. 법학부 법률학과에 진학한 저는 필수 과목을 많이 이수해 이대로 학점을 계속 취득한다면 문제없이 졸업할 수 있을 거라고 생각했어요. 대학 생활이 순조롭게 진행되고 있다고 믿었죠.

그러나 이런 믿음은 시험 결과가 나오는 날 순식간에 무너지고 말았어요. 23학점을 수강했는데, 취득한 학점은 겨우 10학점이었거든요. 입학 첫날 교수님이 하신 그 말이 머릿속에서 되살아나는 것을 느꼈어요.

할 수 있는 일을 열심히 한 결과

상황이 좋지 않다면 그 상황을 풀어 나가기 위한 방법을 생각하는 수밖에 없어요. '조금씩 학점을 따 나가면서 먼저 자신감을 찾자.' 이렇게 결론을 내린 저는 이수 학점을 23학점에서 13학점까지 줄이고, 웬만해서는 과락하지 않는 과목을 선택해 2학기에 필요한 만반의 준비를 했죠.

할 일이 정해지면 그다음은 이를 실행만 하면 돼요. 마음이 훨씬 가벼워졌죠. 수업을 줄인 만큼 수강하는 과목에서는 좋은 성적을 받자고 결심했어요. 수업할 때 맨 앞에 앉아 필기하는 성실해 보이는 학생, 그런 학생이 되자고 목표를 정했죠. 하지만 2학기가 시작되고 보니 그리 순탄하지만은 않았어요.

성적 비율에서 리포트 점수가 높은 수업을 많이 신청하고, 공강 시간에 리포트를 써서 제출하는 등 순조로운 부분도 있었지만 정작 중요한 법학 수업을 따라가지 못했어요. 교수님이 하는 말을 전혀 이해하지 못했고, 어떻게든 수업에 집중하려 해도 집중력이 끊기는 순간, 수업 내용을 따라갈 수 없었죠. 그렇지만 '기죽을 필요 없어. 내가 할 수 있는 일은 지금 충분히 하고 있으니까. 알아듣지 못하더라도 성실하게 수업을 듣고, 열심히 필기하면 돼. 쓰기 힘든 리포트라도 모두 제출하고.' 이런 마음으로 공부를 해 나갔어요.

재이수 과목을 시험봐야 했어요. '학점이 떨어진다면, 어쩔 수 없는 거지' 하고 마음을 비우고 있었죠. 시험 전에는 복습을 열심히 하고, 최선을 다해 시험 문제를 풀었지만, 법학 과목의 학점은 거의 따지 못했어요. 젠더론에서는 S 학점을 받아 어머니가 칭찬해 주신 것이 어렴풋이 기억나지만, 뭐랄까, 결국 법대생이 법학을 못하면 말이 안 되잖아요. 졸업하려면 주 전공인 법학 과목의 학점이 무엇보다 중요하니까요. 이 학점을 따지 못하면 졸업할 수 없다는 것과 같았어요.

다행히 제가 다닌 대학에는 낙제가 없었기에 저는 2학년이 될 수 있었지만, 그래도 법학이 전혀 맞지 않는다는 사실은 변함없었어요.

대학교 2학년

지인의 조언

이처럼 공부를 어려워하던 저에게 어머니께서 법학을 공부하는 지인이 있으니 그분에게 도움을 받아 보라는 제안을 했어요. 평소 같았으면 틀림없이 거절했을 거예요. 저 때문에 다른 사람이 고생하는 것을 볼 수는 없으니까요. 하지만 당시 저는 절박한 마음이었기에 다른 생각은 전부 제쳐두고, 그분에게 도움을 구했죠.

그분의 조언은 단순했어요. "법학에 반드시 있는 법 체
계를 이미지화하면, 어느 조문을 취급하고 있는지 찾을 수
있어. 그 조문만 찾으면 수업을 따라갈 수 있을 거야."라고
요. 사실 이 법 체계란 것이 수업을 듣는 데 그처럼 중요할
것이라고는 상상도 하지 못했어요. 그 밖에도 수업 시간에
배운 내용을 정리한 후 제 생각이 맞는지 그분께 여쭤보고
는 했는데, 제 생각이 맞았을 때 받는 격려와 칭찬은 저의
성취감을 더욱 높여주었죠. 그분의 마지막 조언은 법학책을
읽는 것이었어요. 그래서 저는 수업 중에는 그분에게 빌린
책과 교재로 기본적인 공부를 하고, 수업 시간 외에는 법학
책을 읽는 습관을 길러 갔어요.

2학년 1학기 동안 이런 방식으로 공부를 해 나갔는데,
기말시험 결과를 보고 깜짝 놀랐어요. 범죄학 수업을 제외
한 모든 과목에서 학점을 딴 것이죠. 그분께 결과를 전하고
기쁨을 나누면서 저는 결심했어요. '2학기에는 도움 없이
혼자서 한번 노력해 보자.'고. 이대로 계속 도움을 받으면
혼자서 문제를 해결할 수 없게 되고, 결국 그분이 그만하고
싶다고 말할 때까지 의존만 하게 될 거라는 두려움과 단순

히 더 이상 도움을 받는 것이 미안하다는 마음 때문이었어
요. 그래서 저는 혼자서 수업을 따라가 보겠다고 결심했죠.

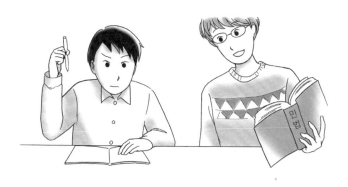

방법

사실 1학년 때 학점이 미달된 것 때문에 저는 어려운 상
황이었어요. 학점을 채우기 위해 24학점을 이수해야만 했
고 선택권은 없었죠.

하지만 방법은 있었어요. 그 방법은 바로 일주일 중 수
요일 하루는 수업을 듣지 않고 온전히 쉬어 버리는 것이었
어요. 이렇게 하면 주 5일 나가던 학교를 주 4일만 가게 되
니 몸에 무리가 가지 않았고, 그러면 학교에 다니기가 훨씬

수월해지기 때문이었죠. 이수 제한이 걸려 있는 수업도 가까스로 수강할 수 있게 되어, 저는 주 4일 등교하며 24학점을 모두 수강하는 이상적인 상황을 만드는 데 성공했어요.

이렇게 2학년 2학기가 시작되었어요. 보통 4교시까지 수업이 있었는데, '수요일에는 완전히 쉰다'는 방법이 예상대로 제게 잘 맞았어요. 학교에 다니는 것이 힘들지 않았고, 수업도 잘 따라갔죠. 과제는 처음부터 문제가 없었고, 저는 한 가지만을 고민하고 있었어요. 바로 시험이었죠.

생각하고 또 생각한 결과, 저는 제가 가진 속독 기술을 이용한 공부 방법을 찾아냈어요. 도서관에 가서 법학책을 읽어 나가는 것이죠. 그런데 도서관에 가서 법학책 한 권을 빌린 후 읽고 있는데 도중에 머리가 아파오기 시작했어요.

사실 책 읽기는 1학년 때도 시도했지만, 그때 역시 머리가 아파 포기한 적이 있어요. 2학년이 되어도, 여전히 읽을 수 있는 책과 읽을 수 없는 책이 나뉘는 느낌이었죠. 그러나 1학년 때는 못 읽었지만 2학년이 되어 읽으니 비교적 이해가 되면서도 머리가 지끈거리지 않는 법학책이 몇 권 있었어요. 제목은 대개 '쉬운~' 혹은 '누구라도 알 수 있는~',

'초보자 입문의~'라고 쓰인 책으로, 그런 책이라면 저도 어려움 없이 읽을 수 있었죠. 그리고 책을 읽을 수만 있다면, 제가 가진 속독 기술은 더할 나위 없이 힘을 발휘했어요.

같은 내용을 다루고 있는 책을 여러 권 읽다 보면 공통으로 나오는 말이 있는데, 바로 그것이 외워야 할 핵심 내용인 거죠. 이런 방법으로 몇 번이고 반복해 읽으며 저는 시험 기간 내내 공부를 했어요.

이렇게 대학교 2학년이 되어서야 비로소 저에게 맞는 공부 방법을 찾을 수 있었어요. 그 결과, 저는 24학점을 이수했고 그중 C 학점이 두 개였고, 다른 과목은 모두 B 이상이었죠. 이것이 저의 대학교 2학년 2학기의 결과였어요.

대학교 3학년

세미나를 그만두고 싶다

3학년 봄 방학, 제 기분은 최고였어요. 운전 면허 학원에 다니기도 하고, 취업에 대한 생각도 하기 시작했죠. 인생에서 가장 즐거웠던 봄 방학이었다고 해도 과언이 아니에요.

제가 다닌 대학교에서는 3학년이 되는 동시에 본격적으로 세미나를 시작하는데, 제가 듣고 싶은 세미나는 이미 정해져 있었어요. 대학에서 가장 재미있게 수업을 하는 민법 교수님의 세미나로 결정했죠.

그 교수님은 필기 없이 말로만 설명하기 때문에 자칫 방심하면 수업 내용을 이해하기 어려워져요. 하지만 수업을 듣는데, 어느 순간부터 톱니바퀴가 맞물리는 듯한 느낌이 들었어요. 이 맞물리는 현상이 시작되자 교수님의 말을 이해할 수 있게 되었고, 수업을 잘 따라갈 수 있게 되었죠. 세미나는 그 교수님 밑에서 하기로 했어요. 이렇게 3학년 1학기가 시작되었어요.

그런데 첫 세미나를 마친 후 세미나 내용이 이해가 되지 않는 것을 알았어요. 머릿속이 엉망진창이 된 것 같았죠. 즉시 대책을 세워야 했어요. 혼자서는 할 수 없을 것 같아 2학년 때 도움을 준 그분께 부탁해야겠다고 생각했어요. 하지만 도와달라는 이메일을 보내고 난 순간부터 '세미나를 그만두고 싶다'는 생각이 들기 시작했어요.

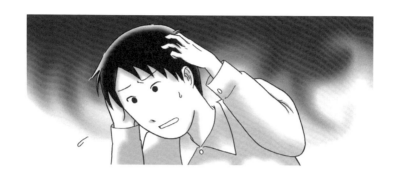

    부모님과 상의를 했는데, 역시나 부모님의 첫 질문은 "왜?"였죠. 대학 생활을 하면서 세미나를 계속하기가 힘들 것 같다고, 그만두겠다고 말씀드리자 어머니는 승낙하셨지만, 아버지는 '도피'일 뿐이라며 이해하지 못했어요. 네, 이건 틀림없이 '도피'예요. 변명은 필요 없죠. 아버지의 정당한 의견에 반박할 수가 없었어요.

    아버지는 "네 생각은 알겠지만, 너 혼자 내리는 결정은 인정할 수 없어. 교수님과 제대로 대화한 후에 내린 결론이라면 받아들이겠다."라고 하셨어요.

계속할 것인가 말 것인가

저는 교수님과 약속을 잡았어요. 제가 교수님께 할 수 있는 말은, 단지 괴로우니까 그만두게 해 달라는 것뿐이었어요. 그 말을 교수님께 전한다는 것이 마음속 깊이 부끄럽고 한심하고 무서웠지만, 마침내 그날이 왔어요.

저는 숨기지 않고 수업을 전혀 따라갈 수 없으며 지금 수준으로는 앞으로도 계속해 나가는 것이 어려울 것 같아 세미나를 그만두고 싶다고 했어요. 교수님은 "처음에는 누구든 마찬가지란다. 점차 단계를 밟아 가면 괜찮을 거야."라며 부드럽게 타이르시며 저를 포기하려고 하지 않았죠. 그래서 저는 세미나에서 망연자실해 버린 것, 이렇게까지 몸에 영향이 있는 것은 처음이라는 것, 그리고 발달장애에 대해 고백했어요.

교수님은 제가 말한 모든 것에 대해 진지하게 생각하고 하나하나 답을 해 주셨어요. 한 시간 반 쯤 교수님과 이야기를 나누며 마지막으로 한 이야기는 '계속할 것인가 말 것인가'였고, 저는 그만두는 쪽을 택했죠.

교수님은 대화 도중 단 한 번이라도 '곤란하다'거나 '남은 사람의 부담은 생각하지 않느냐'고 말씀하시지 않았어요. 단지 저의 몸을 염려하는 말들뿐이었죠. 지금부터라도 다른 세미나로 옮길 수 있도록 해 주겠다고 하신 것, '그만둘 것인가 말 것인가'가 아닌 '계속할 것인가 말 것인가'로 선택을 하기 쉽게 해 주신 것, 이 모든 배려에 저는 울음이 터질 것 같았어요.

"앞으로 다른 수업에서는 잘하길 바란다."라는 교수님의 말을 끝으로 저는 연구실을 나와 소리 없이 울었어요. 아버지께 교수님과 주고받은 대화를 전해드리자 아버지도 흔쾌히 이해해 주셨죠. 그 후 운전 면허 취득과 취업 활동은 여름방학 후에 하기로 하고, 3학년 1학기는 24학점 중 20학점을 이수하면서 끝이 났어요.

조별 과제

3학년 2학기, 저는 조별 과제가 있는 수업을 듣기로 했어요. 대학 생활을 하며 친구를 만들지 못했으니 조별 과제를 하면서 비슷한 나이의 사람들과 의사소통 하는 법을 배우자고 생각한 거예요. 그렇게 저는 조별 과제가 있는 수업을 선택했고, 의사소통 기술을 향상시키기 위한 3학년 2학기가 시작되었어요.

처음에는 조별 과제가 어렵게 느껴졌어요. 글을 쓰는 것이 서툴렀고 조별 과제에서 '어떤 역할을 할 것인지' 생각해야 했기 때문이었죠. 대개 조별 과제를 할 때 발표자 역할은 꺼리는 경우가 많아요. 그래서 발표자가 되고자 하면 쉽게 할 수 있죠. 그리고 한 번이라도 발표자가 되면, 이후에도 발표자가 되는 경우가 많았어요. 저는 발표자가 되었고, 발표자로서 해야 할 일을 점검했어요. 몇 번을 거듭해 많은 사람과 소통해 가며 저는 발표자가 명심해야 할 세 가지를 알게 되었어요. 첫 번째, '말하기 쉬운 환경을 만든다' 두 번째, '나온 의견을 소홀히 하지 않는다', 마지막은 '발표 시 무엇을 전하고 싶은지 명확히 한다'였죠. 이처럼 나름대로 사람과 소통하는 데 중요한 방법을 찾아내서 그것을 훈련해 나갈 수 있었어요.

결국 대학 생활을 하며 친구를 만들 수는 없었지만, 저는 이 조별 과제 덕분에 '사람과의 관계'를 체험할 수 있었어요. 그리고 조별 과제 수업만으로도 3학년 2학기를 낙오 없이 무사히 마칠 수 있었죠.

대학교 4학년

캠퍼스 생활을 즐기다

4학년 1학기, 정신을 차리고 보니 남은 학점이 11학점이었어요. 여섯 과목을 이수하면 졸업 학점을 채울 수 있었는데, 저는 남은 11학점을 모두 이수했어요. 그해에는 정말 많은 일을 했어요. 어머니와 함께 강연을 하기도 했고 고향 친구와 처음으로 해외여행을 가 보기도 했죠. 각지를 돌아다니며 다양한 물건을 보기도 하고, 많은 생각을 하기도 했어요. 얼마 남지 않은 대학 생활, 정말이지 대학 생활의 모든 것이 무엇과도 바꿀 수 없는 것이었고, 지금도 여전히 마음에 남아 있어요. 과거를 되돌아보며 감회에 젖었던 것도 이 시기였어요.

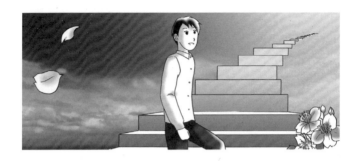

눈앞에 뭔가 큰 벽이 생겨 어찌할 바를 몰랐을 때, 손을
내밀어 준 사람이 있었어요. 그 벽을 넘는 방법을 가르쳐 준
사람도 있었죠. 그리고 그 벽을 넘는 그 순간, 작지만 뚜렷
한 성장을 스스로 느낄 수도 있었어요. 그 작은 성장으로 새
롭게 할 수 있는 일을 찾아 차곡차곡 쌓아 간 끝에, 할 수 있
는 일이 하나씩 늘어 갔죠.

4학년 1학기에 졸업 학점을 모두 이수하여 마지막 학기
는 학교에 가지 않았어요. 그동안 저는 취업을 했고, 그 외
의 시간은 대개 빈둥거리며 보냈죠. 그래서 졸업식에 참석
하려고 오랜만에 학교를 찾았을 때, 그동안의 대학 생활이
떠올라 감상에 젖었어요.

점심시간 내내 도서관에서 지내던 일, 수업을 들을 때 항상 맨 앞자리에 앉던 일, 과제를 하기 전에 늘 마시던 캔 주스, 그리고 큰 생각을 할 수 있도록 제게 기회를 주셨던 교수님들, 법학을 몰라 쩔쩔매고 있을 때 도움을 준 어머니의 지인, 모두 좋은 추억뿐이었어요.

"인생에서 가장 즐거웠던 시기는 언제입니까?"라고 묻는다면, 저는 망설임 없이 대학 시절이라고 말할 수 있을 정도로 그 시절의 추억은 기분을 좋게 해요. 그래서 졸업장을 받는 순간, 입학식 때 막연히 생각했던 소망이 이루어졌음을 깨달았고 말로 설명할 수 없는 성취감을 느끼게 되었죠.

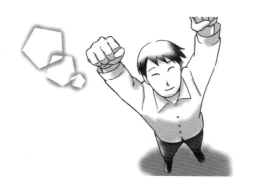

시행착오의 대학 생활

타쿠토는 발달장애가 있어 대학의 지원을 받을 수 있었 기에 입학식 후 행정실에 가서 알아보려고 했습니다. 하지 만 타쿠토는 "그런 건 필요 없어요. 저 스스로 어떻게든 해 볼게요."라고 하더군요. 그 이후 타쿠토는 모든 것을 스스 로 해야 했습니다. 게다가 법학은 지금까지 배운 적 없는 분야였죠. 입학 후 타쿠토는 학점 때문에 고생하고 있었습 니다.

타쿠토가 2학년이 되었을 때, 마침 변호사를 준비하고 있던 친구가 도움을 주겠다고 했습니다. 그 친구가 타쿠토 에게 내 준 과제 중에는 '학교에서 배운 것을 엄마에게 전하 기'가 있었습니다. 그래서 타쿠토는 집에 돌아오면 그날 재 미있었던 강의 이야기를 들려 주었습니다. 저녁때 타쿠토 의 강의 이야기를 듣는 것이 제게는 큰 즐거움이었죠. 어느 순간 타쿠토의 성적은 극적으로 올라가고 있었습니다.

그러나 대학교 3학년이 되어 타쿠토는 세미나를 그만두고 싶다고 했습니다. 당시 타쿠토는 너무 힘들어하고 있었기에 저는 이해했지만 남편은 "힘들다고 도망치기만 하면 사회에 나왔을 때 더 힘들다. 그러니까 끈기 있게 계속했으면 좋겠다."고 말했습니다. 그러고는 교수님과 이야기해 보라고 했는데, 이것은 타쿠토에게 상당한 용기가 필요한 도전이었던 것 같습니다. 하지만 결과적으로 남편의 설득이 타쿠토를 또 한 걸음 성장시켰던 것입니다. 그때 타쿠토에게 교수님과의 만남에 대해 들었을 때 얼마나 가슴이 뭉클해졌던지요.

멋진 만남

고등학교 담임 선생님이 마지막 면담 때 "이런 식으로 어떻게 대학 생활을 할 수 있을지 걱정이다."라고 타쿠토에게 말한 적이 있었습니다. 그 말을 들은 제가 "그게 앞으로 열심히 하려는 학생에게 할 말입니까? "라고 화를 냈던 것이 기억납니다.

걱정이 없었던 건 아니지만, 분명 타쿠토는 어떻게든 열심히 해내리라고 믿었습니다. 그렇지만 대학교에 입학한 후 첫 학기 성적은 정말 형편없었죠. 처음에는 이제 막 입학했기 때문이라고 위안했지만, 다음 학기 성적도 마찬가지였습니다. 정말이지 막막한 순간에 "법학에 대해 가르쳐 볼게."라고 도움의 손길을 건넨 친구가 있었기에 타쿠토는 자신의 방법을 찾아갈 수 있었습니다.

타쿠토도 정말 열심히 했다고 생각하지만, 그 친구와 훌륭한 교수님들과의 만남이 아이의 대학 생활을 더욱 빛나게 해주었습니다. 대학 졸업식 에서 목표를 이루어 밝은 표정을 짓는 타쿠토를 보며 저도 행복을 느꼈죠.

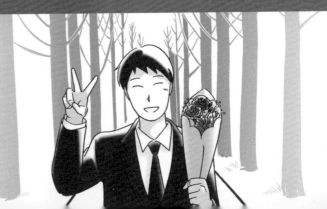

5 장

취업 활동

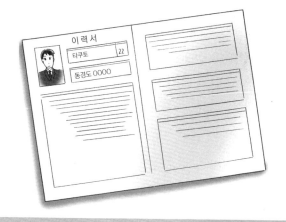

타쿠토의 취업 활동에 대해 저는 느긋한 마음이었습니다. 그해 취업률은 꽤 높았고, 또 제가 본 타쿠토는 어디에 내놓아도 부끄럽지 않은 자랑스러운 아들이었기에 전혀 걱정하지 않았죠. 하지만 그런 저의 생각과 달리 타쿠토의 취업 활동은 순탄하지 않았습니다.

이번 장에서는 취업 활동에 얽힌 갈등과 고민, 그 해결 방법을 타쿠토가 이야기합니다.

07 내 마음이 하는 말

인사 담당자의 한마디

인턴쉽으로 열린 일차 면접에 합격한 후 이차 면접에서 인사 담당자와의 면담이 있었어요. 긴장해서 무슨 말을 했는지 솔직히 기억도 나지 않아요. 그런 상황에서도 딱 한 가지 기억하는 질문이 있죠. "타쿠토 씨가 하고 싶은 것, 그건 꼭 우리 회사가 아니어도 되지 않나요?" 이 한마디에 제가 얼마나 취업 준비에 소홀했는지를 알게 되었어요.

첫 면접은 그렇게 맥없이 끝났어요. 머리가 하얘진 가운데 자기 PR을 가까스로 해내고, 질문에 간신히 대답을 했지만 말이에요. '우리 회사가 아니어도 된다'는 말은 '우리 회사에 대한 이해가 부족하다'고 지적한 셈이죠. 그리고 당시 제 솔직한 마음은 '일할 수만 있다면 어느 회사라도 좋다'였어요. 인사 담당자는 이런 제 생각을 완전히 읽은 거였죠.

'일할 수 있다면 어디라도 좋다'라는 생각, 제 기준에서는 크게 나쁘지 않은 마음가짐이었어요. 그때 제가 찾고 있었던 일은 '사람을 웃게 하는 일'이었거든요.

직접적이냐 간접적이냐의 차이는 있겠지만, 현대 사회에는 사람을 웃게 하는 일이 많죠. 그러므로 '어디라도 좋다'는 말은 사실 어떤 일을 하든 사람들을 웃게 만들고 싶다는 뜻이었어요.

하지만 저 스스로는 그것만으로 만족할 수 있을지 몰라도 기업의 인사 담당자가 그런 막연한 바람을 받아들일 수는 없겠죠. 그러므로 인사 담당자의 그 한마디는 저에게 큰 도움이 되었던 조언이었던 셈이었어요.

자신 있는 면접에서 탈락하다

그렇게 멈춰 서 있을 수는 없었어요. 저는 좌절하지 않고 계속 지원했어요. 하지만 결과는 항상 불합격 통지뿐이었어요. 어떻게 하면 인사 담당자의 관심을 끌 수 있을지, 어떻게 하면 합격할 수 있을지 고민하기 시작했어요.

그러던 중 기업 합동 설명회에 대한 안내 메일을 한 통 받았고, 거기에 승부를 걸어 보기로 했어요. 주로 간호 관련 구인 광고가 많았는데, 대부분의 기업이 '경력이 없어도 괜찮다'고 마치 면접을 독려하는 듯한 설명이 있었죠.

사실 제게 경력이 아주 없지는 않았어요. 당시 저는 장애인을 돌보는 아르바이트를 4년 정도 계속해 온 경험이 있었거든요. '자격증은 없지만 이 경험은 충분히 매력적으로 보일거야'라고 생각한 저는 즉시 설명회를 찾아갔고, 일차 면접 기회를 얻을 수 있었어요. '승산은 충분해. 어쨌든 이 쪽으로 경험이 있고 간호 경험이 있는 대학생은 흔치 않으니까. 면접 자세도 문제없을 거야. 그러니 여기에서 일자리를 꼭 찾자' 이런 다짐으로 일차 면접을 보러 갔어요.

하지만 떨어졌어요. 일차 면접에서 탈락했죠. 충격이 상당했는데, 다른 분야도 아니고 자신 있던 간호업계 회사의 일차 면접에서 낙방이라니, 정말 믿을 수 없었어요. '다른 회사도 있으니까' 이렇게 스스로 위로하며 다른 회사로 향했어요. 마찬가지로 간호업계 회사였죠. 여기서는 일차 면접을 통과해 그럭저럭 이차 면접까지 갈 수 있었어요.

"당신에게 일은 어떤 의미입니까?", "인연이 닿아 우리 회사에 입사한다면, 회사를 위해 어떤 일을 할 수 있습니까?", "자전거는 탈 수 있습니까?" 등등.

인사 담당자의 질문에 저는 성심껏 대답했어요. 장애인 위탁 서비스 아르바이트를 한 경험을 이야기하면서 일하는 의미에 대해서도 진지하게 대답했죠.

하지만 결과는 또다시 불합격이었어요. 그때 순간적으로 상당히 비겁한 생각이 떠올랐어요. 그렇게 생각할 수밖에 없을 만큼 그동안 겪은 상황들이 이해되지 않았던 탓이었죠. 그때 머릿속에 떠오른 생각은 '발달장애를 밝히지 말 것인가'에 대한 것이었어요.

네, 그동안 저는 모든 면접의 마지막에 항상 발달장애가 있다는 것을 밝혀 왔어요. 그것이 정직한 것이라고 생각했기 때문이에요. 발달장애의 단점보다도 '자신의 불리하다고 생각되는 면을 상대에게 전할 수 있으니, 거짓말을 하지 않는 사람이라고 볼 것'이라는 생각에 그때껏 모든 면접에서 저의 발달장애를 밝혀 왔던 거죠.

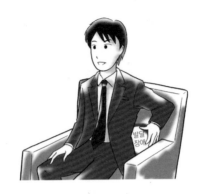

두 회사에 합격하다

고민 끝에 '발달장애를 밝히지 않겠다'고 결심하고 다시 기업 합동 설명회에 참가했어요. 간호업계 회사 두 곳의 설명회에 참여해 그 회사의 분위기나 인사 담당자들의 인상을 보고 그중 한 기업에 입사하고 싶다는 생각을 했죠. 그러나 한 곳을 중도에 포기하는 것도 실례라고 생각해 두 곳 모두 면접을 보기로 했어요. 그 결과 두 회사에 모두 합격하게 되었죠.

솔직히 믿을 수 없었어요. 제가 어느 한쪽을 거절해야 하는 처지가 될 줄은 상상도 못 했거든요. 마음은 이미 정해져 있었어요. 처음부터 가고 싶은 회사가 있었기에 고민할 필요가 없었지만, 거절하려 했던 회사의 인사 담당자가 면담 자리까지 다시 마련하여 마치 가족처럼 친절하게 상담을 해 줬죠. 마음이 그쪽으로 기울어졌어요. 그래서 마음의 결정을 하고 처음 입사하고 싶었던 회사에 거절하는 전화를 했어요. 하지만 그 회사 또한 다시 면담을 하자고 하고 선배들과의 만남을 추진하는 등 적극적으로 나왔죠. 고민 끝에 저는 최종적으로 처음 결심한 회사와는 다른 회사를 선택했어요.

발달장애를 밝힐 것인가?

이것이 제 취업 활동의 전부예요. 만약 제가 발달장애를 밝히겠다는 생각을 계속 가지고 있었다면, 취업 활동의 결과가 어땠을지 모르겠네요. 저와 더 맞는 회사를 찾았을 수도, 반대로 아직까지 취업을 못 했을 수도 있겠죠. 저는 제가 경험한 것만을 말할 수밖에 없으니까요. 이 글을 읽는 분들에게 솔직히 전할 수 있는 단 하나의 이야기인 셈이죠.

취업 활동을 하면서 저는 '발달장애를 밝힐지 말지'를 끊임없이 고민하고 있었어요. 여러 가지 생각이 머릿속에 뒤엉켜 있었죠.

'내가 발달장애로 고등학교와 대학교에서 특별한 지원을 받은 것도 아니니까 말할 필요는 없어.', '하지만 비겁하기도 해. 세미나를 그만두는 걸 결정할 때도 교수님께 발달장애를 밝혔잖아. 그런 과거가 있는데도 그것을 스스로 부정하는 것은 용납할 수 없는 일이야.', '애당초 발달장애는 선천적이라 어쩔 수 없는 거잖아. 그러니까 그것을 알리고 합리적으로 배려를 요청하는 편이 맞지 않을까? 그렇지 않다면 명백한 배신인거지.' '하지만 지금까지 면접을 치른 회사는 이런 사실을 고백하는 순간 날 떨어뜨리잖아. 어쩔 수 없잖아.', '탈락이 정말 발달장애 때문이었는지, 단지 내 능력이 부족했기 때문인지는 알 수 없어.', '원하는 회사에 들어가는 게 가장 중요하지. 발달장애를 밝히는 게 취업에 방해가 된다면 하지 않는 편이 낫지.', '이기주의자! 기업 입장에서 한 번 생각해 봐. 그것을 옳다고 생각할 수 있는 사람은 나뿐이야……'

머릿속에서 긍정하는 마음과 부정하는 마음이 서로 충돌하다 사라지고 마지막에 남은 것은, 그렇다면 '내 마음은 뭐라고 말하는가'라는 질문이었어요. 마침내 결정했죠. 저는 그 마음이 내린 결정에 대해 후회는 없어요. 이것이 제가 들려 드릴 수 있는 취업 활동에 얽힌 이야기예요.

인턴쉽에서는

엄마

대학교 3학년 6월 타쿠토는 "아, 깜빡하고 말았어."라며 괴로워하고 있었습니다. 취업 준비 때문에 아주 중요한, 대학 오리엔테이션을 깜빡 잊고 말았던 겁니다. 하지만 이미 지나버린 일이기에 타쿠토는 마음을 다잡고 자신의 힘으로 취업 활동을 하기로 했습니다. 3학년 하반기부터 기업 인턴으로 가거나 설명회에 참석하고는 했죠.

그때그때 있었던 조별 과제 이야기 등을 타쿠토에게 듣는 것은 즐거운 일이었습니다. 그룹의 리더로서 훌륭하게 발표한 이야기를 듣고, "굉장하네, 훌륭해!"를 외치며 저는 취업에 걱정이 없겠다고 생각했습니다. 하지만 타쿠토는 결국 자신의 발달장애를 밝히고 모든 회사의 면접에서 떨어지더군요.

타쿠토 역시 꽤나 고민했던 모양입니다. 그리고 동급생들의 취업이 거의 정해진 대학교 4학년 7월경에 "면접 때 발달장애를 밝히지 않기로 했어요."라고 말했습니다. 그 결과 두 곳에서 채용 연락을 받았습니다.

채용 통지를 받은 타쿠토는 물론 기뻐했지만, 발달장애를 밝혔을 때와 밝히지 않았을 때의 결과 차이가 있다 보니 복잡한 마음이었던 것 같습니다.

Column 5장

슬슬 아이를 키우는 일에도 끝이 보이고

부모로서 이렇게 말하면 이상하게 생각될 수도 있겠지만 저는 타쿠토의 취업 활동을 흥미진진하게 지켜봤습니다. 걱정하는 마음은 거의 없었죠. 잘 되리라 믿었고, 타쿠토를 채용한 회사는 타쿠토를 통해 축복받을 것이라는 확신에 가까운 믿음이 있었습니다. '그 행운의 회사는 어디일까?'라고 생각할 정도였죠.

'이 무슨 바보 같은 부모인가?'라고 생각할지도 모르겠지만, 그것이 저의 솔직한 마음이었습니다. 어떤 일로 인해서든 타쿠토를 만난 모든 사람이 타쿠토의 친절함과 맑은 심성을 통해 축복을 받으리라고 생각했습니다.

물론 불합격 통보를 받고 기운 잃은 타쿠토를 보는 것은 안타까웠지만, 걱정보다 기대가 앞섰습니다. 마침내 합격 소식을 받고 안도하는 타쿠토를 보며 이제 아이 키우는 일도 슬슬 끝이 보인다는 생각에 한편으로 조금 쓸쓸하기도 했습니다.

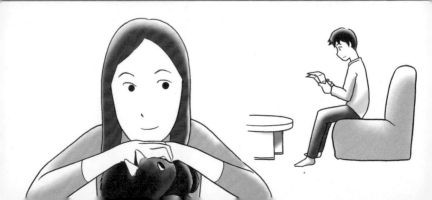

도망치는 습관

아들

여러 가지 일에서 도망쳐 나온 나

'도망치는 습관'이 있다고 하면 대개 '싫어하는 일이 주어지면 곧바로 도망칠 것이다.', '분명히 근성 없는 녀석일 것이다.', '자기가 좋아하는 일만 하려고 할 것이다.'라고 생각하겠죠. 저는 여기에 '노력하지 않는다'도 추가하고 싶어요. 이 모든 것이 제가 가진 '도망치는 습관'이라고 할 수 있죠. 다시 보니 제가 이런 녀석이라고 스스로 생각하지 않을 수가 없네요. 하지만 이것은 바꿀 수 없는 사실이죠.

1부의 이야기를 되짚어 보면 저는 여러 가지 일들로부터 도망쳐 왔던 것 같아요. 초·중·고등학교 때에는 등교를 거부하고 공부를 기피하였고, 그 결과 특히 중학교 때의 성적은 끔찍했죠. 등교를 거부한 것, 성적이 부진한 것, 돌이켜 보면 이 모든 것이 '도망치는 습관'에서 비롯된 것임은 틀림이 없어요. 저는 학교로부터, 친구로부터, 공부로부터 그리고 미래로부터, 계속해서 도망쳐 왔던 거예요.

하지만 결국에는 대학교를 졸업하게 되었어요. 이것이 온전히 제 노력이었다고 말할 수는 없어요. 주위 사람들의 배려로 여기까지 올 수 있었다고 항상 생각하죠. 주위 사람들의 도움이 있었기에 제힘만으로는 결코 닿을 수 없는 곳에 도달할 수 있었던 거예요. 그것도 여러 가지로부터 줄곧 도망쳐 온 제가 말이에요.

수박 깨기[1] 하듯이

이 책을 읽는 분들에게 한 가지 더 전하고 싶은 것이 있어요. 그 이야기를 하기 전에 여러분이 먼저 해야 할 것이 있는데, 그것은 바로 수박 깨기예요.

머릿속으로 누군가를 상상해 주세요. 그리고 그 사람의 눈을 가리고 그 사람을 수박이 있는 곳으로 안내하는 거예요. 그리고 수박을 깨게 하는 거죠. 됐나요? 그 사람은 눈을 가려 앞을 못 보는 상태에서 수박을 깨는 데 성공했을까요?

· · · · ·

1 일본의 대표적인 여름 풍습 중 하나. 눈을 가린 사람이 주위 사람들의 목소리에 의지해서 수박을 깨는 놀이다.

만약 수박이 잘 깨졌다면 그 과정을 되돌아보세요.

　여러분은 틀림없이 '무엇을 하면 안 된다.'는 식의 말은 하지 않았을 거예요. 여러분이 한 말은 분명 '오른쪽으로' 또는 '앞으로' 등 그 사람으로 하여금 수박으로 향하게끔 하는 말이었을 거예요. 또 그 사람이 여러분의 지시를 따르지 않았다고 해도, 분명 여러분은 다른 방법을 찾아내서 그 사람이 수박을 깰 수 있도록, 한 발짝 더 나아갈 수 있도록 했을 거예요. 저는 이러한 수박 깨기의 이치를 좋아해요. 언제나 긍정의 말만으로 움직여 가는 그런 멋진 세계, 다행스럽게도 제가 있던 세계는 바로 이런 세계였지요.

미래를 향한 길은 이어지고 있다

　눈이 가려져 미래는 보이지 않았지만, 그래도 한 걸음 나아가 다시 한 걸음을 내딛었고, 때로는 주저앉아 움직일 수 없을 때도 있었지만, 그래도 미래를 향한 길은 이어지고 있었어요. 이젠 어쩔 수 없다고 생각한 순간에도 저는 앞으로 나아가고 있었던 거예요.

초등학생 때는 중학생이 되는 것을, 중학생 때는 고등학생이 될 수 있으리라고는 조금도 상상하지 못했어요. 하물며 대학생이 되리라고는 꿈도 꾸지 못했죠. 미래를 기대할 수 없었던 그때의 제가 틀렸다고는 생각하지 않아요. 현재를 아무리 분석한들 미래는 누구도 알 수 없기 때문이죠.

그러니까 '도망치는 습관' 때문에 어쩔 수 없다고 생각했던 제가 이 글을 읽는 여러분에게 전하고 싶은 이야기는 단 하나예요.

"도망친 곳에서도 미래를 향한 길은 이어지고 있다."

엄마 목소리에 의지해

대학생이던 타쿠토가 언젠가 거실에서 눈을 가린 자신을 냉장고가 있는 데까지 갈 수 있게 안내해 달라고 했습니다. 저는 "앞으로 세 걸음", "오른쪽으로 두 걸음" 하며 타쿠토를 냉장고가 있는 곳까지 안내했죠.

그런데 타쿠토는 중간중간 "싫어요."라고 말하는 겁니다. 그럼 저는 다른 방법으로 안내했죠. 타쿠토는 몇 번이나 "싫어요."라고 했지만, 결국 마지막에는 냉장고까지 갈 수 있었습니다.

이런 게임 같은 것이 끝나자 타쿠토는 말했습니다. "제가 싫다고 하더라도 어머니는 저를 야단치기보다는 다른 방법으로 어떻게든 제가 목적지에 도달할 수 있게 도와주세요."

이 일은 제 마음속 깊이 남아 있습니다.

생각해 보면 타쿠토는 어려서부터 "싫어요."라는 말을 많이 했습니다. "싫어요."라고 말하는 타쿠토가 가는 길 곳곳에 걸림돌이 많았지만, 결국 타쿠토는 목적지를 향해 걸어 나가고 있었던 겁니다.

'오른쪽으로 한 걸음', '세 걸음 더 앞으로'……. 희미하게 들려온 제 목소리를 실은 의지하고 있었던 것은 아닐까 생각합니다.

2부

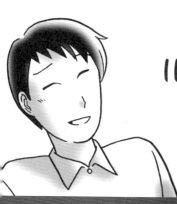

11개의 이야기

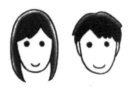

6 장

자신만의 세계

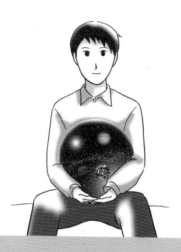

　타쿠토에게는 분명 자신만의 세계가 있었고, 그것을 무너뜨리고 싶지 않다는 의지 또한 있었다고 생각합니다. 자신만의 세계가 너무 강하게 표현될 때도 있었지만, 그 세계를 확실히 지키려는 것은 오히려 바람직할 수 있다고 생각합니다.

　이번 장에서는 타쿠토만의 세계가 어떤 것인지, 그것을 왜 지키려고 하는지를 이야기하겠습니다.

01 같은 행동을 반복하는 세계

아들

같은 행동을 하는 이유

예전부터 어머니가 자주 지적하는 것이 있어요. 거실에 옷이나 가방 같은 짐을 놓고 다니지 말라는 것이죠. 제 방이 있으니 "네 짐이나 옷은 네 방에 보관해."라는 것은 지극히 당연한 말이에요. 하지만 '예전부터'라고 썼듯 저는 이 습관을 좀처럼 고칠 수가 없었어요. 습관이 쉽게 고쳐지는 것이라면 그것을 습관이라고 부르지 않겠지요.

하지만 어머니에게 이런 논리는 통하지 않았어요. 집에 고양이가 있기 때문에 짐을 거실에 놓으면 고양이가 짐 위에 소변을 보는 일이 종종 일어났기 때문이죠. 그래서 어머니는 저의 습관에 대해 자주 지적하곤 했는데, 결국 포기하고 말았어요.

손님이 왔을 때나 청소할 때 어머니가 직접 제 짐을 치우는 일은 있지만, 저는 지금도 집에 가면 짐을 거실 테이블 위에 놓고 다니죠.

이렇게 '짐을 거실에 둔다'는 습관이 왜 생겼는지 나름대로 생각을 해 보았어요. 사실 '같은 행동을 반복'하는 것은 제게 자주 있는 일이에요. 전철을 탈 때 항상 맨 뒤에 앉는다거나 식사할 때 음식을 하나씩 먹는 것, 어디론가 외출했을 때 같은 장소의 신발장이나 사물함을 이용하는 것도 있죠. 주위에서 보기에는 이상한 이 고집은 왜 생긴 걸까요? 사실 원인은 저이므로 답은 이미 나와 있죠.

이 모든 행동은 그저 '가장 좋다고 생각하는 행동을 하고 싶다'는 저의 단순한 소망에서 시작된 거예요.

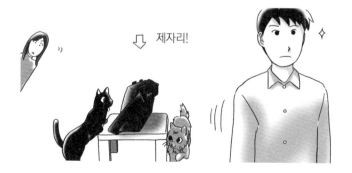

제자리!

기준에서 벗어난 행동은 거북하다

성격이 우유부단한 저는 선택할 게 많으면 힘들어하는 편이에요. 그런 제가 수많은 선택이 필요한 삶을 살아가려면 제 나름의 판단 기준이 있는 것이 좋죠. 그리고 제게 그 판단 기준이 되는 것은 바로 '처음에 했던 행동'이에요.

즉, 매번 같은 행동을 하고 있지만, 이것은 처음부터 그런 행동을 하자고 결심한 것이 아니라, 매번 등장하는 선택지들에 대해 제가 가진 판단 기준을 적용해서 결정한 것에 불과해요. 그리고 늘 반복하던 행동과 다른 행동을 하게 되면 기준을 벗어났다는 생각에 약간의 거북함과 불안을 느끼게 되는 거죠.

식사할 때 음식을 하나씩 먹는 이유도 단순해요. 단지 '맛있게 먹고 싶어서'예요. 음식의 맛이 섞이는 걸 좋아하지 않기에 음식을 이것저것 먹지 않고 하나씩 먹으면서 각각의 맛을 음미하는 거예요.

삶을 위해 필요한 판단 기준

이처럼 이상한 행동에도 거기에는 나름대로의 이유가 있을 수 있어요. 매번 같은 행동을 반복하는 이유는 '어떤 것을 선택해야 좋을지 고민하지 않기 위해서'예요. 스스로 좋다고 생각하는 가치관의 집합체, 그것을 저는 '자신만의 세계'라고 불러요. 그것이 바로 삶을 살아가기 위해 필요한 판단 기준인 셈이죠.

작은 고집

타쿠토의 가방은 지금도 거실의 작은 테이블 위에 놓여 있습니다. 타쿠토가 말한 대로 저는 확실히 포기했죠. 몇 번을 말해도 타쿠토는 느긋하게 그리고 적당히 둘러대면서 가방을 방으로 가져가지 않았습니다. 가져갈 생각이 아예 없다는 것은 이제야 알았네요. 타쿠토는 의외로 고집스러운 면이 있어 한번 결정한 것은 좀처럼 바꾸려고 하지 않거든요.

식사할 때 저 또한 이것저것 먹지 않고 하나씩 차례대로 먹으니 아무 문제가 없습니다. 굳이 말하자면 저도 음식을 왜 이것저것 섞어 가며 먹는 것이 좋은지 잘 모르겠습니다. 그래서 타쿠토와 저는 식사를 할 때는 음식을 하나씩 먹고 전철을 탈 때는 함께 맨 뒤로 갑니다.

타쿠토가 가지고 있는 작은 고집들 대부분은 저에게는

별로 신경 쓰이지 않는 일들입니다. 그래서 거기에 맞추는 것이 그렇게 어렵지 않고, 그걸로 타쿠토가 침착하게 살 수 있다면 오히려 기쁜 일이죠. 다른 형제들에게도 이런 작은 고집들이 많이 있지만, 가족에게 피해가 가지 않는 행동들이라면 집에서는 충분히 허용하고 있답니다.

02
이야기 속 세계

아들

이야기 속 주인공을 동경하며

저는 어렸을 때부터 책 읽기를 좋아했어요. 주로 만화를 읽었는데 감동적인 장면에서는 손뼉까지 치며 읽었죠. 그만큼 책 속 이야기는 매력적이어서 저는 그 이야기에서 벗어날 수 없었어요. 좋아하는 장르는 특별히 없었지만, 시련을 극복하는 내용이 나오면 더욱 흥미로웠죠. 주인공이 그 시련을 어떤 방법으로 어떻게 헤쳐 나가는지 지켜보는 것이 즐거웠거든요. 시련과 어려움에 맞서는 주인공이 멋있었고, 또 그 주인공의 행동을 보노라면 매우 흥분되었어요.

'내가 이야기 속 주인공이라면 어떻게 할까?'를 두근거리는 마음으로 항상 생각했어요. 어떻게 해야 승리할 수 있을지, 어려움을 극복하는 데 어떤 방법이 있을지, 이런 생각을 하며 이야기를 계속 읽어 나가곤 했죠.

용감한 주인공이 능력을 발휘해 작전을 세우고 실행해 나가다가, 예상치 못한 상황으로 작전이 빗나가 다시 궁지에 몰리는, 그런 이야기를 좋아했어요. 절대 강자라고는 할 수 없는 주인공이 종횡무진 활약하며 위기 상황을 헤쳐 나가는 모습을 동경했죠.

한 걸음 내딛기 위해

생각하고 상상하고 여러 가지 길을 찾는 것, 저라는 사람은 거기서부터 시작되고 있었어요. 그런 생각들이 제게 힘이 되어 주고 있었죠. 물론 전제부터 잘못된 생각도 있었고, 기대와 다르게 엉뚱한 결론에 도달한 적도 많았어요. 하지만 실수투성이에 선택한 길이 틀렸다 할지라도 그 모든 과정은 제가 내딛는 한 걸음 한 걸음이 되어 가고 있었어요.

저는 꾸준히 걸어온 사람이 아니에요. 도중에 몇 번이나 멈춰 서서 뒤를 돌아보고는 했죠. 제게 계속 걸어 나아갈 수 있는 강한 힘 따위는 없었어요. 미래를 내다보고 늘 앞을 향해 있는 눈도 없었죠.

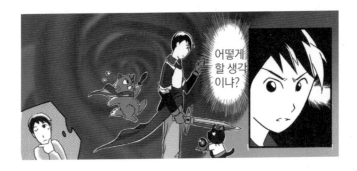

제게 있는 것은 단 하나, 바로 '걸음을 멈춘 발을 다시 내
디딜 수 있는 의미를 찾는 것'이었어요. 때때로 사람들이 그
의미를 가르쳐 주었죠. 이야기를 들어주고 방법을 함께 생
각해 줘서 그 의미를 찾아 나갈 수 있었어요. 때로는 혼자
생각하기도 했어요. 여기서 어떻게 할까, 다음 길은 있을까,
생각하고 결단하면서 한 걸음씩 나아가고 있었어요.

미래의 내 모습

저는 "10년 후 나는 어떻게 되어 있을까?" 같은 생각은
해 본 적이 없어요. 그렇게 먼 미래까지는 상상할 수 없겠다
고 생각하기 때문이죠.

하지만 이 질문을 예전의 저에게 했다면 절망적인 대답이 나왔을 거예요. 그 당시의 상황은 좋지 않았으니까요. 미래의 가능성이 전혀 느껴지지 않는다고 생각하던 시절이었으니 대답이 절망적일 수밖에요.

지금의 저라면 어떤 대답을 할까요? 미래를 상상할 수는 없지만, 그래도 지금이라면 분명 "나는 10년 뒤 행복하게 살고 있을 겁니다."라고 말할 수 있을 것 같아요. 그리고 그렇게 말할 수 있는 행복한 길을 저는 지금 걷고 있어요.

엄마

이야기를 통해
키워 온 사고력

저는 아이들 숙제에 크게 신경 쓰지 않았지만, 그림책이나 아동 서적들은 항상 거실에 놓아 두었습니다. 특히 타쿠토가 좋아하는 『쾌걸 조로』는 기꺼이 도서관에 가서 빌려 왔죠. 언젠가부터 타쿠토는 자신이 읽은 책의 내용을 제게 들려주고는 했는데, 그 이야기를 들으며 저 또한 이야기 속 세계로 빠져들고는 했습니다.

첫째 아이도 그렇지만 타쿠토도 강연 후 질의응답 시간이 되면 어떤 질문을 받아도 즉시 대답합니다. 그런 생각하는 힘이 어디에서 왔을까 생각해 보면, 그 원천 중 하나가 이야기 속 세계가 아닌가 합니다. 아마 자신의 머릿속에서 이야기를 자유롭게 만들어 갈 수 있는 시간이 있었기 때문은 아니었을까요?

타쿠토는 초·중·고등학교 시절 등교하지 않을 때가 있었습니다. 그런 시간 동안 머릿속으로 생각하는 시간이 많았을 겁니다. 학교에 다닐 때도 수업 도중 다른 교과서를 읽거나 다른 생각을 할 때가 많았던 것 같습니다. 그런 행동이 전적으로 좋았다고는 할 수 없겠지만, 그래도 타쿠토에게 생각할 시간이 많았다는 것은 긍정적이라고 봅니다.

자폐스펙트럼장애를 가진 사람은 상상력이 약하다고들 말합니다. 하지만 타쿠토는 이야기를 통해 사고력을 키우며 즐겁게 성장해 왔습니다. 그리고 무엇보다 타쿠토가 자신의 미래를 긍정적으로 볼 수 있게 된 것을 저는 기쁘게 생각합니다.

03
빈둥거림의 세계

아들

'빈둥거림'은 생각하고 있다는 것

"여가 시간에 무엇을 합니까?"라고 묻는다면, 솔직히 '집에서 빈둥거려요'라고 대답합니다. 하지만 사실 '빈둥거린다'라고 하기보다 '생각 중이다'라고 표현하고 싶네요. 이 말이 무슨 뜻인지 이야기하기 전에, 저는 생각과 행동을 동시에 하기 어려운 사람이라는 점을 먼저 말하고 싶어요.

저는 어릴 때부터 자주 공황 상태가 되고는 했어요. 원인은 대개 두 가지였는데, 누군가 나를 놀리거나 예상하지 못한 일이 생겼을 때였죠. 다른 경우들도 있었지만, 대체로 이 두 가지가 원인이 되어 공황 상태가 되곤 했어요. 그렇다면 공황 상태에 놓였을 때 제 머릿속에서는 무슨 일이 일어나는 걸까요?

먼저 놀림을 받게 되면 저는 서둘러 판단해야 한다는 강박에 빠지고 말아요. 그러면 판단 기준이 뒤죽박죽되면서 눈에 보이는 것만을 판단 기준으로 삼게 되죠. 정상적인 사고를 할 수 없게 되는 거예요.

예상하지 못한 일이 벌어지면 제가 생각하고 있던 일의 순서가 갑자기 무너져 버려요. 순서를 머릿속으로 다시 정리하려고 하지만 그것이 어려워지고, 상황이 자꾸 나빠지는 가운데 새로운 순서를 정해야 한다는 생각이 머릿속에 맴돌죠. 그렇게 결국 행동이 완전히 멈추어 버리고 말아요.

이제는 놀림을 받는 일은 거의 일어나지 않지만, 혹시라도 그런 일이 생기면 주위에 양해를 구하고 그만두게 하죠. 예상하지 못한 일은 언제든 생길 수 있어요. 그런 일이 벌어지면 그 즉시 저는 마음속으로 '침착하게'를 되뇌며 머릿속에서 반복되는 생각을 멈추려고 해요. 짧게나마 아무 생각도 하지 않는 시간을 갖고, 새로운 순서를 모색하기보다는 원래의 순서로 되돌릴 방법은 없는지, 혹은 다음에 시행해야 할 방법만을 생각하고 이를 즉시 실행함으로써 어떻게든 공황 상태에 대처하고는 했어요.

그렇지만 대처는 할 수 있어도 저를 완전히 바꿀 수는 없어요. 지금도 저는 가끔 공황 상태가 되고는 해요. 그래서 저는 평소 '예상하지 못한 일이 일어나면 어떻게 해야 할까?'를 늘 생각하곤 하죠.

미래의 일상생활을 위한 상상

저는 보통 처음에는 다른 사람의 행동을 따라 하는 편이에요. 그래서 스스로 생각하는 힘이 부족하고 이해가 느린 편이죠. 행동이 끝나고 나서야 겨우 생각을 시작하는데, 그때 저는 머릿속으로 상상을 해요. 내가 어떤 행동을 한다면 무슨 변화가 생길지, 어떤 상황에 대처하려면 무엇을 해야 하는지 같은 것들을 말이죠. 이런 생각들을 쌓아 감으로써 결과적으로 '예상하지 못한 일'을 줄여 갈 수 있었어요.

이처럼 저는 일이 끝난 후에야 깨닫는 경우가 많아 새로운 일에 대처하는 데는 정말이지 약한 편이에요. 그러나 행동 후에 생각하고 그 생각을 통해 깨달음을 얻으며, 그 깨달음을 쌓아 조금씩 성장해 감을 스스로 실감하고 있죠.

특히 게임이나 인터넷을 할 때면 무슨 일이 벌어지고 있고, 또 그것이 다시 어떤 일로 이어지는지 볼 수 있어 상상력을 키우기 좋아요.

이처럼 저는 평소 이야기를 상상하며 시간을 보내고, 빈둥거리고 있을 때도 무엇인가 생각나면 그 생각을 머릿속 생각의 서랍에 넣어 비슷한 일이 일어났을 때, 넝쿨식물처럼 연결된 그 생각들을 함께 꺼내, 일상생활에 활용하고는 해요.

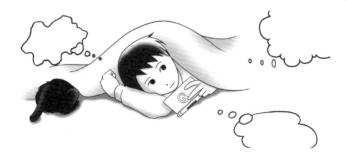

엄마

방해하지 않아 다행이다

타쿠토는 집에 있는 대부분의 시간을 이불에 들어가 게임을 하며 보냈습니다. 이불 속에서 빈둥거리며 지내는 아이를 매일 보는 거예요. 기가 막힐 정도로 움직이지 않았습니다. 집안일을 돕기는 해도 나머지 시간에는 항상 이불 속에 있었죠.

대학교 4학년 2학기에 타쿠토는 이수 학점이 충분해 학교에 가지 않았고, 아르바이트도 거의 하지 않았습니다. 온종일 이불 속에서 빈둥거리는, 얼마간은 거의 은둔형 외톨이 수준이었죠. 솔직히 엄마로서 답답한 마음에 좀 움직이라고 말하고 싶었을 텐데, 사실 저는 그런 타쿠토의 모습에 별로 신경 쓰지 않았습니다.

저도 집에 있을 때는 꽤 여유롭게 지냅니다. 식사 준비도 하지 않고, 전화 통화를 하거나 취미로 무엇인가 만들기도 하지만, 고맙게도 타쿠토는 저의 그런 모습에 대해 거의 불평하지 않습니다. 둘 다 집에 있는 것을 좋아해 각자 그렇게 지내는 것을 인정하는 것이라고 생각합니다.

그 빈둥거리는 시간 동안 타쿠토가 여러 가지 생각을 하고 있었다는 것을 이 글을 읽고서야 알았습니다. 그러나 평소에 자기 생각을 자주 들려주었기에 타쿠토가 많은 생각을 하고 있다는 것은 짐작하고 있었습니다. 그런 생각을 하는 시간이 타쿠토에게는 그 빈둥거리는 시간이었던 겁니다.

제가 그 소중한 시간을 방해하지 않아 다행이라고 생각합니다.

자신만의 세계

되돌아보면 대단한 육아였지 싶습니다. 하지만 비장함 같은 것은 없었습니다. 저도 제 생활 속에서 저만의 즐거움을 찾았기 때문입니다. 아이들이 어릴 때도 약간의 시간을 내서 책을 읽었고, 책 속 세계에 빠지고는 했습니다. 막내가 유치원에 들어갈 때 시작한 포크아트 공예는 지금도 계속하고 있습니다. 아름다운 것을 보는 게 좋아 매일 몇 번이나 하늘을 봅니다. 아침 해, 푸른 하늘에 떠 있는 흰 구름, 노을, 달……. 이런 것만 봐도 행복해집니다. 꽃으로 화환을 만들거나 파스텔로 그림을 그리거나 고양이를 안거나, 좋아하는 천연 식물성 오일의 향기를 맡거나…….

아무리 힘든 일이 있어도 저는 저만의 세계를 줄곧 지니고 있었습니다. 그리고 아이들에게도 자신만의 세계가 있을 것이기에 그것을 간섭하는 일 없이 서로 존중해 왔다고 생각합니다.

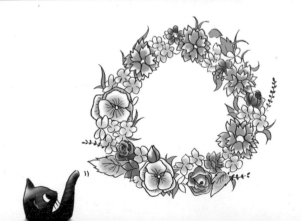

7 장

신경 쓰이는 행동의 이유

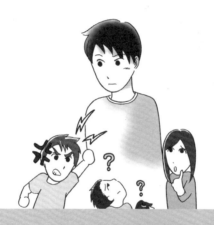

타쿠토는 초등학생 때부터 학교에서나 집에서 가끔 '침묵'했습니다. 이로 인해 학교에서는 선생님이 곤란해했고, 집에서는 저를 비롯한 가족들이 곤란해했죠.

이번 장에서는 타쿠토가 침묵한 이유와 그 '침묵'을 하지 않게 된 과정에 대해 쓰겠습니다. 또 눈을 마주칠 수 없었던 일, 표정이 부족했던 것에 대해서도 이야기하겠습니다.

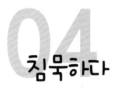

04
침묵하다

아들

침묵으로 말하다

어렸을 때 저는 침묵하는 경우가 많았어요. 꾸중을 듣거나 화가 날 때 침묵으로 일관했죠. 그런 저를 보고 부모님이나 친구들은 "그렇게 입을 다물고 있으면 무슨 생각을 하는지 알 수가 없잖아."라고 말하고는 했어요.

하지만 당시 상황을 되돌아보면 침묵은 저만의 완강한 저항이었어요. 제 나름의 표현이었던 거죠. 꽤 편한 선택이었다는 것도 고백합니다. 지금부터는 당시에 제가 왜 침묵으로 말하고자 했으며, 그 행동에는 어떤 의도가 있었는지 이야기해 볼게요.

갑작스럽지만 갑자기 여기서 글이 끝나 버리면, 여러분은 어떤 생각을 하게 될까요? 조금만 생각해 보세요. 아마

모두가 '글이 끊긴 원인'을 생각하지 않을까요? 인쇄 오류
인가, 불빛을 가져다 대어야 보이는 글인가 등 사람에 따라
생각은 다양하겠지만, '글이 끊긴 원인을 찾아본다'는 것은
대부분 같을 거예요.

침묵하면 주변 사람들이 대변자

저는 어렸을 때 사소한 일로 자주 토라지고는 했어요.
그런 행동이 아주 제멋대로에다 또 공감할 수 없을 만큼 유
치한 일이었음을 알고 있었지만, 그럼에도 저의 삐뚤어진
행동은 계속되었죠. 그렇다면 저는 왜 침묵하곤 했을까요?

어린 시절 제가 침묵했던 이유는 '스스로 설명할 수 없
는 감정이니까' 혹은 '주변 사람들이 내 상황을 대변해 주
니까'라고 할 수 있어요. 제가 입을 다물면 사람들은 상황을
보고 제가 침묵하는 '원인'을 생각해서 제게 물어보곤 했어
요. 그러면 저는 그것이 침묵의 이유가 맞는지 아닌지를 생
각하는 것이 아니라 주변 사람들이 공감할지 아닐지를 판단
하는 거예요. 그리고 공감하리라 생각되면 고개를 끄덕이고

아니라면 고개를 내저었죠. 이렇게 저는 그저 제게 유리한
상황을 만들었던 거예요.

스스로 설명하지 못한 채 침묵할 수밖에 없는 상황도 있
었지만, 그래도 역시 주변 사람들이 저의 대변자가 된다는
건 바뀌지 않았어요. 터무니없는 행동이었지만 그런 상황을
제가 만들어 가고 있었던 것이죠.

말을 잘하지 못하는 제가 침묵의 이유를 설명하는 것은
의미가 없었어요. 침묵이 가장 편했고 사람들의 반응도 만
족스러웠죠. 저로서는 침묵이 가장 좋은 결론으로 가는 방
법이라 여겼기에 계속해서 침묵을 택한 것이었어요.

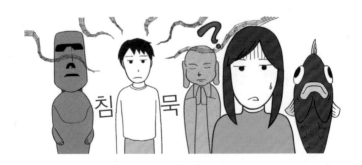

내 주장이 통하는 대화를 목표로

이렇게 저는 주변 사람들이 제 편에 서 주는 상황을 만들기 위해 침묵이라는 방법을 선택했어요. 어렸을 때 이 방법은 꽤 괜찮은 해결책이었지만 나이를 먹으면서부터는 아니었어요. 제 편에서 대변해 주는 사람이 점점 줄었거든요.

맞아요. 어른들의 세계에서는 기분이 나쁘다고 말을 하지 않는 사람은 그냥 내버려 두는 것이 낫다고 보죠. 주변에서 눈치를 살펴 주는 것은 어릴 때뿐이에요.

그래서 저는 이제 침묵이 아닌 상대가 이해할 수 있는 대화를 목표로 하고 있어요. 솔직히 잘되고 있지는 않지만, 대화를 잘 해낸다면 주위에 기대하지 않고 제 주장을 펼칠 수 있을 것이고, 무엇보다 그 방법은 침묵보다는 멋지기 때문이죠.

엄마

침묵에서 탈출하다

타쿠토의 '침묵'은 저를 꽤 곤란하게 했습니다. 타쿠토의 '침묵'은 초등학생 때 가장 심했던 듯 합니다. 집에서뿐만 아니라 학교에서도 말을 하지 않았죠.

초등학교 2학년이던 어느 날은 학교에서 갑자기 말없이 눈물을 뚝뚝 흘렸다고 합니다. 선생님이 이유를 물어보아도 타쿠토는 아무 대답 없이 계속 울었다고 합니다. 선생님께 이야기를 전해 듣고, 집에 온 타쿠토에게 이유를 물어보니 시간이 조금 지난 후 대답하더군요. "전에 살던 동네에서 친하게 지낸 친구가 생각났는데 만날 수 없어서 슬펐어요."라고요. 저는 "네가 아무 말 없이 울고만 있으면, 이유를 모르는 선생님은 매우 당황하신단다. 울다가 조금 진정되면 선생님께 운 이유를 말씀드리렴." 하고 말했습니다.

타쿠토는 집에서도 말없이 있을 때가 많아 저는 타쿠토가 그저 자기 생각을 입 밖에 내어 전하기 어려워한다고 생

각했습니다. 침묵하고 있으면 주변 사람들이 자기를 챙겨
주고 말을 걸어 주어 오히려 편했다는 것까지는 생각하지
못했습니다.

제가 기억하고 있는 것은, 타쿠토가 고학년이 되던 무렵
부터 타쿠토가 침묵하기 시작하면 첫째 아이가 "입 다물고
있지 마! 말하지 않으면 모르잖아!"라고 계속 말했다는 것입
니다. 타쿠토는 여러 가지 이유로 침묵하고 있었지만, 형의
강한 공격은 타쿠토가 침묵에서 탈출하는 데 크게 기여한
것 같습니다.

05

눈을 보지 않는다

눈을 마주치지 않아도 불편할 게 없는데

저는 어릴 때부터 다른 사람과 눈을 거의 마주치지 않았어요. 눈을 마주치기 싫어했다기보다 눈을 마주치지 않는 게 자연스러웠던 거예요. 지인과 친구는 물론 가족들까지 단 한 명의 예외도 없이 그랬어요. 사람과 눈을 마주치는 일 없이 지내 왔지만, '그래서 뭔가 곤란한 일을 겪었는가?' 하면, 솔직히 그런 일은 없었어요.

설령 눈을 마주치지 않더라도 저는 제 밝은 목소리로 좋은 인상을 줄 수 있다고 생각했어요. 또 얼굴을 보지 않고도 목소리나 몸짓, 말투를 통해 상대방의 감정을 파악할 수 있었어요. 그래서 상대방의 반응을 읽는 것에 어려움은 하나도 없었죠.

앞으로의 일을 생각하면

그러나 결국 지적을 받게 되었어요. 취업 활동을 갓 시작했을 무렵, 어느 면접관이 "눈을 마주치지 못하는 건 단번에 알 수 있으니 고치세요."라고 말한 거예요. 저는 고민하기 시작했어요. 상대의 눈을 봐야만 하는 상황을 갑자기 겪게 될 줄은 몰랐으니까요. 하지만 앞으로의 일을 생각하면 고쳐야 한다고 판단했기에 어떻게든 노력해 보자고 결심했어요.

먼저 친구 얼굴을 보는 것부터 시작했는데 역시 어렵더군요. 이유는 이런 거예요. 일단 언제 상대방의 얼굴을 봐야 하는지 그 타이밍을 알기 어렵다는 것, 둘째는 상대방의 얼굴을 볼 때면 표정이 굳어버려 좋은 인상을 줄 수 없다는 것, 끝으로 내가 상대방의 얼굴을 볼 때는 상대방도 내 얼굴을 볼 수 있다는 사실 때문에 부끄러워진다는 거였죠.

처음의 두 가지 이유는 경험이 더 쌓이면 해결될 수 있겠다 싶었지만, 상대방이 내 얼굴을 볼 수 있다는 것 때문에 밀려드는 부끄러움만큼은 어쩔 수가 없었어요.

왜냐하면 전 결코 외모가 좋은 편이 아니기 때문이죠. 저는 사람과 만날 때는 외모가 아닌 다른 방법으로 어필해야 한다고 생각해 왔어요. 제 얼굴을 의식해야 하는 상황은 정말이지 견디기 힘들었고, 그래서 남들과 눈을 마주치는 것을 피해 왔던 것이죠.

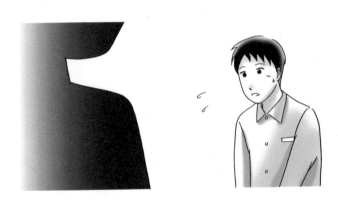

즐거운 하루를 보낸 날에

그렇게 사람들과 눈을 마주칠 수 없었던 저에게 하나의 전환점이 찾아왔어요. 2017년 3월, 스물두 살이었죠. 그날 저는 매우 즐거운 하루를 보내고 가슴 가득 행복을 느끼고 있었어요. 그리고 집에 돌아와서 하루의 여운을 느끼다가

문득, '지금이라면 다른 사람의 눈을 보고 말할 수 있을지도 모른다'는 기분을 느꼈죠. 그래서 그 느낌 그대로 먼저 어머니와 이야기하며 눈을 마주쳐 보니까 아무런 문제가 없는 듯 느껴졌어요. 잘할 수 있겠다고 확신한 저는 곧바로 행동으로 옮겼죠.

쇼핑할 때 계산대의 직원과 가볍게 눈인사를 한다거나, 포커 게임을 하면서 사람의 얼굴을 보려는 노력을 차차 해 나갔어요. 그 경험이 쌓이고 쌓여 이제는 자연스럽게 다른 사람의 눈을 보고 대화를 나눌 수 있게 되었답니다.

엄마

자연스럽게 눈을 보면서

타쿠토가 대화할 때 눈을 마주치지 않는다는 것은 당연히 알고 있었지만, 전 그 부분에 대해 타쿠토에게 뭔가 이야기한 적은 딱히 없습니다.

상대방의 눈을 보는 것이 서툴렀던 첫째는 상대의 눈과 눈 사이를 보고 이야기한다고 말했는데, 타쿠토에게도 그 말을 전한 적은 있습니다. 하지만 고집이 센 타쿠토는 그런 말을 들어도 눈을 마주치려는 시도를 하지 않을 거라는 걸 알고 있었죠. 남편은 "정말 힘들면 스스로 어떻게든 할 거야."라고 했고, 저 또한 그럴 것이라 생각했습니다.

평소 저녁 식사 때 그날 있었던 일을 들려주던 타쿠토가 어느 날, "지금이라면 엄마 눈을 보고 이야기할 수 있을 것 같아요."라며 자연스럽게 제 눈을 보더군요. 정말 잘했다고 생각했죠.

사람의 눈을 보고 말하지 못한다는 것은 취업 활동을 하거나 어떤 일을 할 때 큰 단점이 될 것이라고 생각하고 있었습니다. 하지만 아이가 스스로 극복해 냈으니 정말로 기뻤죠. '모든 일에는 때가 있다'는 말이 맞구나 싶었습니다.

06
무슨 생각을 하는지 모르겠다

생각을 알 수 없는 사람

어릴 때부터 고등학교를 졸업할 때까지 저는 "넌 도대체 무슨 생각을 하는지 모르겠다."라는 말을 자주 들었어요. 저 역시 그런 말을 하는 사람들의 생각을 전혀 모르겠으니, 서로 모르는 것은 당연하다고 생각했지만, 여하튼 사람들에게 그런 말을 자주 들었죠.

친하지 않은 사람에게 그런 말을 들어도 친해지고 나면 아무도 그런 말을 하지 않아서 크게 신경 쓰지 않았는데, 한번은 나름대로 생각해 보기로 했어요. '왜 사람들은 내가 무슨 생각을 하는지 알기 어려워하는 걸까?'를 말이죠.

되돌아보면 저는 누군가와 대화할 때 떠오르는 결론을 말할 뿐 그렇게 생각하게 된 이유는 말하지 않는 편이었어요. 그러니까 저와 대화하는 사람들은 대화 끝에 결론을 얻는 것이 아니라 일방적으로 결론을 강요당하는 입장이었던 거예요. '사람과 대화할 때는 대화 상황을 미리 생각한 다음 이야기한다'는 제 나름의 방법을 사용한 것인데, 이 방법이 완전 역효과가 난 거죠. 결론에 이르게 된 과정을 말하지 않다 보니 저의 생각이 상대방에게 제대로 전해지지 않았던 거예요. 게다가 대화를 할 때 상대방의 눈을 보지 않았던 점도 한 몫을 했겠죠.

그리고 저는 대화를 할 때 제 얼굴을 의식하지 않았고, 안면 근육을 거의 사용하지 않았어요. 즉, 표정이 없어서 기분이 얼굴에 잘 나타나지 않았던 거죠. 그래서 사람들은 제가 무슨 생각을 하는지, 어떤 기분인지 이해하기가 어려웠을 것 같아요.

정리해 보면, '말이 없고, 말하는 내용은 엉뚱하고, 표정에 변화가 없는 사람'이 바로 저였던 거예요. 이런 사람이 무슨 생각을 하는지 이해해 보라고 하는 것이 오히려 이상한 거겠죠. 제가 '넌 도대체 무슨 생각을 하는지 모르겠다'는 말을 들었던 데는 이런 이유가 있지 않았을까요?

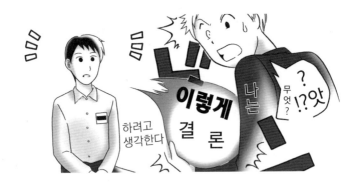

생각을 전하는 일

저는 개선책을 생각해 냈어요. 우선 '생각의 과정을 전하는 것'부터 시작했어요. 무슨 말을 할 때 결론부터 이야기하는 것이 아니라 '어떠어떠한 과정을 거친 후에 생각한 건데'라는 말과 함께 그 일을 생각하게 된 계기를 상대방에게 이야기하기 시작했어요.

저는 ADHD가 있어서 생각이 왔다 갔다 하는 버릇이 있어요. 그래서 이야기하는 도중에 돌연 관계없는 이야기-비록 그것이 제 안에서는 연결되어 있지만-를 해서 상대방을 혼란스럽게 만들고는 했죠. 하지만 대화를 시작할 때 생각을 하게 된 계기를 말함으로써 상대에게 대화의 길을 열어

줄 수 있었고, 결론에 이른 과정을 말함으로써 저의 온전한
생각을 전달할 수 있었어요.

감정을 말에 싣다

그다음에는 말을 할 때 표정을 풍부하게 해 보려고 노력
했는데, 이것은 잘되지 않았어요. 대신 저는 생각을 전하기
쉬운 방법으로 젊은 사람들이 자주 쓰는 유행어에 주목했
어요. 그 말들에는 화가 난다는 감정 표현만도 여러 종류가
있었고, 기분에 맞는 말을 고를 수도 있었죠. 그뿐만 아니라
감정을 개성 있게 나타내는 말도 많아서 저는 그것들을 참
고해 제 감정을 말로 표현해 보려고 노력했어요. 왜 이런 감
정이 생겼는지, 그 감정이 어느 정도인지, 그 감정을 비유할
수 있는 표현이 있는지를 생각하면서 감정을 적절한 말에
실어 보았죠.

사람과 눈을 마주칠 수 있게 될 때까지 이런 방법으로
사람들과 의사소통을 해 왔어요. 이렇게 하나하나 나름대로
방법을 찾아 가면서 저는 "무슨 생각을 하는지 모르겠다."
는 말을 이제는 별로 듣지 않게 되었어요.

엄마

식사 시간의 대화

타쿠토는 확실히 무표정한 아이입니다. 거기에 익숙해져 있는 탓에 가끔 타쿠토가 크게 웃는 것을 보면 조금 놀라기도 합니다.

취업 활동을 하던 때의 일이지 싶은데, 하루는 타쿠토가 "엄마, 제가 표정이 없으면 알려 주세요."라고 말했습니다. "응. 알았어. 그런데 타쿠토 너는 거의 항상 표정이 없어." 라고 대답했죠. 타쿠토는 그 무렵 감정을 얼굴에 드러내려고 애쓰고 있었던 것 같습니다. 적어도 타쿠토가 노력하려고 한 것은 분명했지요.

'무슨 생각을 하는지 모르겠다'는 이야기에 관해서는 글쎄, 집에서 식사할 때 그날 무슨 일이 있었는지, 무슨 생각을 했는지, 지금은 어떤 생각을 하고 있는지 등을 제게 자주 이야기해 주었기에 저는 타쿠토의 생각을 잘 알 수 있었습니다. 저와의 대화에서 타쿠토는 결론만 말하는 것이 아니라 그 결론에 이르게 된 과정도 충분히 이야기해 줬죠.

본인은 자각하고 있는지 모르겠지만, 매일 식사할 때 그리고 식사 후에 저와 천천히 이야기하는 습관을 갖고 있던 것이 집 밖에서 사람들에게 설명하거나 생각을 전하거나 할 때 도움이 된 것이 아닐까 생각하고 있습니다.

신경 쓰이는 행동

저는 어렸을 때 꽤 특이한 아이였다고 해요.

세 살 무렵에는 혼자 자고 싶다며 방에서 혼자 자기도 했고, 초등학교에 들어갈 때는 "이제 학교 일에 대해서 저에게 뭐라고 하지 마세요."라고 말하기도 했대요. 수업 참관일에 학교에 오신 어머니가 계속 밖을 보는 제게 왜 그러는지 물었더니 "선생님이 싫어서요."라고 했다죠. 제가 생각해도 어이없는 행동들이지만, 어머니는 저를 혼내지 않았어요.

저는 정의감이 강하고 어른에게 "이상해요."라든가 "잘못됐어요."라는 말을 거리낌 없이 말하는 아이였어요. 보통은 꾸중을 들을 만한 상황이었지만, 어머니는 언제나 "너는 잘못하고 있지 않아."라고 하셨어요. 늘 신경 쓰이는 행동을 하는 저를 고맙게도 어머니는 묵묵히 지켜봐 주신 거예요.

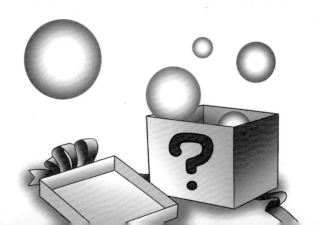

8 장

알고 있지만 그만둘 수 없다

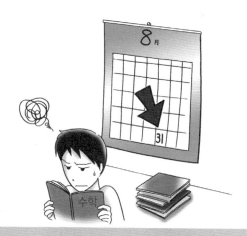

타쿠토는 어렸을 때 형제들 중 장난이 제일 심했고 사춘기 즈음부터는 어떤 일이 코앞에 닥칠 때까지 행동하지 않았습니다. 다른 사람말을 안 듣는 고집도 있어 저 나름대로 곤란해하고 있었죠.

이번 장에서는 타쿠토가 왜 부모를 당황하게 하는 행동을 했으며, 왜 일이 코앞에 닥칠 때까지 행동하지 않은 건지, 그리고 이를 극복한계기는 무엇이었는지에 대해 이야기하겠습니다.

07 코앞에 닥쳐야 행동한다

아들

도저히 할 수 없다고 생각하고 있었다

ADHD에는 '내몰리지 않으면 행동하지 않는다'는 특징이 있는 것 같아요. 이것을 저는 직접 경험해 왔어요. 숙제나 리포트, 해야 할 일 등과 관련해서 과거의 경험을 돌이켜 보면, 저는 아무래도 일이 코앞에 닥치지 않으면 행동으로 옮기지 않았던 것 같아요. 이제는 그렇지 않지만 말이죠. 여기에서는 그 이야기를 조금 해 볼게요.

고등학교 때 정말 좋아했던 윤리 수업에는 매번 숙제가 있었어요. 이 수업을 좋아했던 저는 항상 숙제를 제출했지만, 막상 숙제를 하는 것은 수업 시작종이 울리기 직전이었어요. 수업 직전에 하는 숙제가 제일 쉽다는 나름의 깨달음이 있었기 때문인데, 정작 대학생이 되고 보니 강의 시작 직전에 할 수 있는 과제란 없었죠.

그렇다면 방법을 바꿀 수밖에요. 하지만 수업이 끝나고 방과 후에 아무리 집중하려고 해도 잘되지 않았어요. 그때 아버지가 일할 때 활용하신다는 '집중 방법'을 알게 되었죠. '휴대폰 타이머를 45분 후로 설정하고, 그때까지 집중해서 일한다'는 건데, 이런 방법으로 집중력을 높일 수 있을까 반신반의하며 시험 삼아 해 보았더니 놀라울 정도의 효과가 있었어요. 타이머를 설정하는 것만으로도 일에 집중할 수가 있더라구요.

나름의 방법을 만들어 나가다

그때까지 저는 뭔가 일을 하려고 해도 휴대폰을 만지작거리거나 꾸물거리거나 해서 애초에 일을 시작할 수 없었어요. '5분만 있다가 하자'고 생각하며 노력해 봐도 잡념이 떠오르고 다시 휴대폰을 손에 들고 있는 거죠. 하지만 타이머를 설정하고 일을 시작하고부터는 이런 일이 없었어요.

왜 그런지 의문이 생긴 저는 이 '집중 방법'에 대해 생각해 보기로 했어요.

'끝이 보이지 않는 건 괴롭다'는 말은 많은 사람이 공감하는 말일 거예요. 저는 모든 것에서 끝이 보이기를 원했던 것 같아요. 끝이 보이지 않으면 불안하거든요. 그리고 이것을 숙제하는 상황에 적용해 보면, 끝이라는 것은 숙제가 완전히 끝났을 때, 혹은 여기까지 하자고 스스로 정한 부분을 마쳤을 때라고 할 수 있을 거예요. 그런데 만약 잘 진행된다면 짧은 시간 안에 끝날 수도 있겠지만, 어려운 문제에 직면하면 그야말로 속수무책이죠.

저는 어떤 일을 할 때 시간이 얼마나 걸릴지 가늠하는 게 서툴러요. 그러니 숙제가 언제 끝날지 알 수가 없고, 그 끝이 보이지 않으니 집중할 수가 없는 거죠. 하지만 타이머로 끝나는 시각을 설정하고 그 시간만 집중한다고 생각하면 끝이 확실히 보이니까 일을 시작할 수 있었어요.

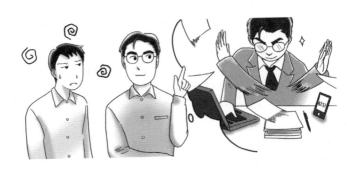

'타이머를 스스로 설정하는 것'도 중요해요. 만일 다른 사람이 타이머를 설정해 버린다면 저는 일(숙제)이 아닌 오로지 타이머가 언제 끝나는지에만 마음이 쏠려 집중해서 일을 할 수 없을 거예요. 타이머를 스스로 설정하고, 설정한 그 시간까지는 집중해서 일하는 것만으로도 코앞에 닥쳐서야 일을 하는 오랜 습관에서 벗어날 수 있었어요.

그때까지 제가 어떤 일을 촉박한 상황에서, 아슬아슬하게 하는 이유는, 단지 '집중되지 않아서'라고 생각했어요. 일이 코앞에 닥쳐야 집중할 수 있다고 본 거죠. 지금은 '집에서는 집중이 안 된다.' 혹은 '다른 사람이 신경 쓰이는 장소에서는 집중이 안 된다.' 같은 상황이라면 집중할 수 있는 곳을 찾아 가면서 제 나름의 방법을 만들어 나가고 있어요.

엄마

타이머의 위력

아이가 넷이라서 그런지 저는 필요하다 싶을 때는 엄격한 모습을 보였지만, 대체로 아이들을 꽤 자유롭게 풀어 주었다고 생각합니다. 적어도 그 방식이 타쿠토에게는 다행이었다고, 이 글을 읽으며 생각했죠.

스스로 밝힌 대로 타쿠토는 코앞에 닥쳐야 일을 했습니다. 물론 가끔은 그런 부분을 지적하기도 했지만 타쿠토는 말을 잘 듣지 않으니 말해도 고쳐지지 않을 거라 생각해 그냥 넘길 때가 더 많았습니다. 만약 제가 타쿠토에게 촉박해져서야 하는 행동에 대해 매번 충고했다면 타쿠토는 더욱더 의욕을 잃어버려 스스로 어떻게 하면 좋을지 생각조차 하지 않았겠죠.

우연히 저는 남편이 타쿠토에게 타이머를 이용한 집중 방법에 대해 이야기하는 것을 보았습니다. 남편은 때때로 그런 식으로 자신이 해 보고 좋았던 것들을 타쿠토에게 알

려 주고는 했습니다. 타이머 이야기를 듣고 타쿠토는 반신
반의하는 듯했지만, 시험해 보니 의외로 집중이 잘 됐던 듯
흥분한 기색으로 제게 말해 주었죠.

남편 역시 집에서는 보고서나 원고를 전혀 쓸 수 없는
것 같았고, 대학 도서관이나 인터넷 카페에서 작업하고는
했습니다. 아무래도 집에서는 집중이 잘 안 되는 모양입니
다. 지금도 타쿠토는 여덟 시간 정액제를 끊은 인터넷 카페
에서 집중해서 원고를 쓰고 있습니다.

08 인정받으려는 욕구

아들

자기 분석으로부터

저는 자기 분석을 통해 제게는 '타인에게 인정받고 싶은 욕구가 있다'는 결론을 얻었어요. 처음 해 본 자기 분석은 초등학교 수업 시간에 한 것인데, 알파벳 다섯 개 중 선택한 알파벳이 자신의 성격을 나타낸다고 하는 간단한 것이었죠. 제가 선택한 N은 '남에게 상냥하고 주위를 배려하는 성격'이 특징이었어요. '식당 등에서 서비스를 하는 일이 적합하다'라고 나온 것이 기억나네요.

최근 들어 다른 방법으로 자기 분석을 해 봐도 비슷한 결과가 나왔어요. 이런 성격의 사람은 주위 사람들에게 인정받고 싶은 욕구가 강하다고 해요. 분석 결과를 고려하면 과거 제 행동에 대해서도 이해가 되는 부분이 있어요. 그 이야기를 해 볼까 해요.

난폭한 이유

아주 어렸을 때 저는 무척 난폭했어요. 장소를 가리지 않고 성질을 부렸죠. 눈에 보이는 모든 것이 신경 쓰여 충동적인 행동이 튀어나오기도 했고, 뭔가를 해보고 싶다면 무조건 해야만 했거든요. 주위에 민폐를 끼치더라도요.

'엄마한테는 항상 내가 우선이겠지?'라는 생각이 들어 엄마의 마음을 확인하고 싶을 때도 그랬어요. 즉, 어머니가 무언가를 하고 있을 때 '그런 보잘것없는 것보다 저를 봐주세요!'라고 마음속으로 외치는 행동이었던 거예요. 제가 그런 행동을 보임에도 어머니가 계속 그 일을 한다면, 어머니가 나보다 일을 우선시한다고 생각해 슬퍼지는 것이고, 어머니가 일을 멈추고 저를 봐 준다면, 어머니가 나를 우선시한다고 생각해 기뻐지는 것이죠.

어머니가 어떤 선택을 하든 정말로 그런 의미는 아닐 거라고 생각은 했지만, 인정받고 싶은 욕구에 사로잡혔을 때는 어머니가 저와 다른 어떤 일 사이에서 저를 선택하게 하는 방법밖에 생각나지 않았던 거예요.

그 이유는 기본적으로 제가 어머니의 애정을 느끼고 있었기 때문이겠죠. 어머니가 단지 저를 보는 것만으로는 저의 인정받고 싶은 욕구가 채워지지 않았던 거예요. 하지만 뭔가와 비교해 저를 선택한다면 그것은 틀림없이 제가 그 비교 대상보다 어머니에게 더 중요한 존재라는 뜻일 테니까 인정받았다고 느낄 수 있었던 거죠.

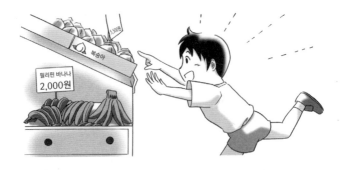

내가 최고는 아니었다

이처럼 어린 시절 저의 '인정받고 싶은 욕구'는 오직 비교를 통해서만 채워질 수 있었기에 비뚤어진 것이었어요. 그런데 이런 욕구가 사라져 버린 계기가 있어요. 그날 우리 가족은 평범하고 단란한 시간을 보내고 있었죠.

우리 형제들은 부모님에게 우리 중 누가 가장 좋은지 물었어요. 아무것도 모르는 저는 당연히 저를 선택할 거라고 생각했지만, 부모님의 대답은 놀랍게도 "부부 사이가 제일 중요하고, 아이는 두 번째다. 그러니 너희들도 나중에 각자에게 최우선인 반려자를 찾으렴."이었어요.

부모님이 세상에서 가장 좋아하는 것은 저라고 믿었던 제게 이 말은 충격이었어요. 이후 어머니에게 인정받고 싶은 욕구를 충족시키기 위한 행동은 사라졌어요.

자신의 제일을 찾아라

이번 글을 읽고 왠지 생각나는 것이 있습니다. 타쿠토가 두 살 때의 일인데, 그때 저는 넷째 출산을 앞두고 있어서 배가 많이 나온 상태였죠. 저녁 무렵 타쿠토를 욕실에 넣고 목욕을 시키는데 몸을 닦자마자 아이가 도망치는 것이었습니다. 물론 현관문은 닫혀 있었지만, 아이는 열쇠를 어렵지 않게 찾아 열고는 도로로 뛰어 들어갔죠.

저는 서둘러 옷을 입고 쫓아가려고 했지만, 만삭이라 허리가 아파 따라갈 수 없었습니다. 맨몸으로 즐거운 듯이 달리는 타쿠토의 뒷모습을 향해 "돌아와!"라고 외치는 것밖에 할 수 있는 일이 없었죠. 그때 타쿠토는 그 상황을 정말로 즐거워하고 있었습니다.

그래서 그 다음에는 쫓아가거나 "돌아와!"라는 말을 하지 않고 타쿠토에게는 보이지 않는 곳에서 타쿠토를 지켜보았습니다. 그러자 타쿠토는 "어?" 하며 멈춰 서더니 곧 힘

없는 모습으로 스스로 집에 돌아왔죠. 그날을 기점으로 목욕 후 타쿠토가 도망가는 일은 없어졌습니다.

"우리 중에서 누가 제일 좋아요?"라는 질문을 받은 일도 기억납니다. 아이들은 각자 자신이 제일이라고 생각하는 듯 하며, 눈을 반짝이고 있었습니다. 그때 남편이 "너희의 최우선을 찾아라."라고 한 말은 장차 아이들이 결혼하는 데 큰 영향을 미쳤다고 생각합니다.

09
고집스러움

아들

단체 생활에서

단체 생활을 하려면 규칙이 꼭 필요해요. 이런 규칙을 어지럽힌다거나 지키지 않을 경우에는 적절한 대처가 필요하죠. 제가 생각하는 적절한 대처는 '어떻게든 주위에 영향이 가지 않도록 집단으로부터 분리시킨다'와 '그러한 행동을 고쳐서 다시 집단으로 돌아오게 한다'는 것이에요.

저는 이러한 규칙에서 비교적 벗어나 있던 편이었는데, 집단 속에 있고 싶으면서도 행동은 고치지 않았어요. 즉, 사람들과 함께하길 원하면서도 하고 싶지 않은 일은 하지 않으려고 했던 거죠. 이런 저를 보고 주위 사람들은 입을 모아 '고집스러운 녀석'이라고 했어요.

저는 사람들의 조언을 받아들이지 않았고, 일정이 계획

과 다르게 진행되는 것에도 화를 냈어요. 그때 저는 이런 제 행동이 제멋대로라고 생각하지 못했어요. 이해할 수 없는 의견은 받아들이지 않아도 된다고 생각했고, 다른 사람의 의견에 좌지우지되지 않겠다는 일종의 신념도 있었기 때문이죠. 그래서 저는 '고집이 세다'라는 말을 들으면서도 제게 잘못이 있다고는 생각하지 않았던 거예요.

아버지의 말을 듣고

고등학교 1학년 어느 날이었어요. 어머니가 무슨 말씀을 하셨는데, 저는 그 말에 동의할 수 없어 화를 내면서 반박했죠. 그러자 어머니는 "그럼, 됐어."라고 하셨어요. 제가 되물으려던 찰나 근처에서 듣고 있던 아버지가 불쑥 끼어들었어요. "너 말이야, 왜 그런 태도로 말하는 거야? 그렇게 말하는 목적이 뭐야? 지금 네 말이 옳다고 하더라도 지금 상황을 봐라. 너의 그런 태도에 엄마는 어떤 기분을 느끼겠어? 그런 태도로 엄마와 좋은 관계가 될 수 있겠어? 그게 네게 좋은 일이야?"

가치관이 뒤집히는 순간이었어요. 지금껏 '올바른지 아닌지'로만 상황을 보았는데, 이때부터 어떤 행동으로 인한 주변과의 관계를 중요시하게 되었고, 또 내가 하는 행동의 목적이 무엇인지 생각하게 된 거죠. 그것을 알고 난 이후 제 인생은 크게 바뀌었어요.

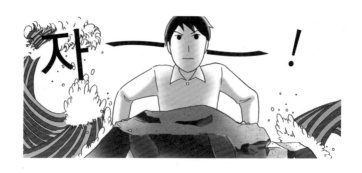

'어쩔 수 없다'는 감정

솔직히 말해서 마음 가는 대로 행동하고 싶다는 생각에는 여전히 변함없어요. 그러나 주변 사람들과의 관계를 의식하기 시작하면서 행동 방식이 바뀌었죠. 그리고 또 한 가지 바뀐 것이 있어요. 바로 '하고 싶지 않은 일'에 대한 생각이에요.

어느 날 깨달았어요. 중요한 것은 '어쩔 수 없다'는 것을 받아들이는 것이라고. '어쩔 수 없다'고 생각할 수 있으면, '하고 싶지 않은 일은 하지 않겠다'는 고집에서 벗어날 수 있는 거죠.

그래서 생각해 낸 것이 '가위바위보를 해서 만약 이긴다면 나는 하지 않아도 된다'라든가 '하고 싶지 않은 일을 하는 대신 무엇인가 보상을 요구한다'는 것이었어요. 어느 쪽도 안 된다면 최후의 수단으로 '크게 한 번 숨을 내쉬고' '어쩔 수 없다'고 생각하면서 '하고 싶지 않은 일'을 할 수 있게 된 거예요.

이것만으로 제 생각에서 오는 고집을 근본부터 바꿀 수는 없었지만, 제 고집과 마주 봄으로써 제 행동 방식을 바꿀 수는 있었어요.

하나의 생각으로 받아들이도록

이 책에서 저는 몇 번이고 타쿠토를 '고집이 세다'고 표현했습니다. 타쿠토는 남의 의견을 잘 듣지 않고 자기 생각을 잘 굽히지 않았습니다. '않았습니다'라고 과거형 시제를 쓴 이유는 지금은 비교적 제 의견을 잘 들어주기 때문이죠.

발달장애인에게 '생각이 완고하다'는 표현을 쓸 때가 있습니다. 그게 어떤 의미일까요? 대개 다른 사람이 조언을 해 주면 먼저 그것을 단지 하나의 의견으로 들은 후 그것이 자신에게 필요하다면 받아들이고, 그렇지 않다면 받아들이지 않으면 됩니다. '생각이 완고하다'는 것은 이러한 유연성이 떨어진다는 의미이겠죠.

확실히 타쿠토는 그런 느낌이었습니다. 그래서 타쿠토가 중학생일 때는 저와 부딪히는 일이 많았습니다. 하지만 저와의 대화를 때마침 보게 된 남편이 타쿠토의 문제점을 지적하였고, 타쿠토는 그날 이후 크게 바뀌었습니다.

지금도 고집은 조금 남아 있지만, 그래도 제 의견을 하나의 생각으로 받아들여 주더군요.

그만둘 수 없는 일

제가 그만둘 수 없는 것들 중 하나는 '아들 바보' 입니다.

자칭 '아들바보추진위원회 회장' 인 저는 아이들이 어렸을 때부터 '아들 바보' 를 그만두지 못했습니다. 어떻게 보면 팔불출로 보이거나 자식 자랑에 빠졌다고 생각될 수도 있지만 그것을 알고도 저의 '아들 바보' 행동은 늘어만 갔습니다.

저는 생각합니다. 부모가 칭찬하지 않으면 누가 칭찬하겠느냐고. 자식의 좋은 점이나 열심히 하는 모습을 사람들 앞에서 말하는 것은 나쁜 일이 아닙니다. 오히려 좋은 일이죠. 물론 아이들에게도 말했습니다. 그래서 제가 '아들 바보' 인 것을 아이들은 잘 알고 있고, '엄마는 아들 바보다' 라는 말을 자주 듣습니다.

주위에서 저를 어떻게 볼 것인지는 아무래도 상관없습니다. 아이가 못하거나 부족한 부분에 눈을 돌리는 것보다는 아이의 좋은 점과 훌륭한 면을 알고, 그것을 말로 표현해 주는 것이 훨씬 낫다고 생각합니다.

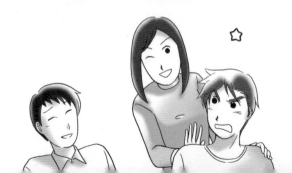

9 장

가족의 일

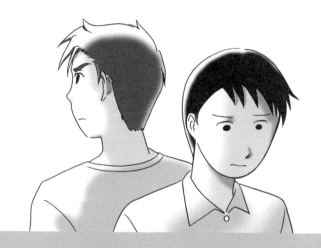

제게는 오랜 시간 동안 듣고 싶었으나 듣지 못한 것이 있었습니다. 그것은 '타쿠토는 형을 어떻게 생각하는가?'입니다. 어릴 적부터 '토네이도'라고 불렸던 첫째의 에너지를 바로 옆에서 받아 온 타쿠토가 형을 어떻게 생각하는지 항상 궁금했습니다.

이번 장에는 타쿠토가 가족과의 관계 속에서 무엇을 배웠으며, 형에 대한 타쿠토의 생각은 어떤지를 쓰겠습니다.

10
가족과의 관계

아들

가족과의 게임

어려서부터 가족들과 게임을 하며 놀았어요. 트럼프나 보드게임 등 유치원 때부터 게임을 즐겼죠. 게임을 하면 지는 경우가 많았던 저는 늘 분해서 울곤 했는데, 그럼에도 게임을 계속한 것은 게임이 훌륭한 소통 도구라고 생각했기 때문이에요.

사실 게임 그 자체는 즐거웠어요. 게임을 하면서 웃기도 하고 울기도 하고, 이기면 과자 등을 먼저 고를 수 있는 보상도 있었기에 진지하게 게임을 했죠.

경험이 쌓여 가면서 점점 게임에서 이기는 방법을 터득하게 되었어요. 상대를 관찰한 후 내가 가지고 있는 카드와 비교해 승부를 걸지, 혹은 상대의 반응을 조금 더 기다릴지,

어떤 게임에서든 저는 그 사람의 성격을 볼 수 있어서 좋았
어요. 차츰 가족 이외의 사람들과 게임을 할 기회가 많아지
면서 깨달은 것이 있는데, 게임에서 지거나 혹은 질 것 같다
고 포기해 버리면 그 게임은 곧 깨지고 만다는 거죠. 게임을
성사시키려면 '게임은 나만 즐기려고 하는 것이 아니다'라
는 생각이 필요하다는 것을 깨닫게 되었어요.

게임을 즐기는 방법은 제각각

게임을 즐길 때 '같은 레벨로 싸우는 것'은 정말 중요해
요. 일방적으로 이기거나 당하면 어느 쪽도 게임을 제대로
즐길 수 없죠. 온라인 게임에서는 같은 레벨과의 승부가 쉽
게 이루어지지만, 현실에서는 같은 레벨만 만나는 경우는
거의 없죠. 그러면 게임을 성사시키려면 무엇이 필요할까
요?

제가 내린 결론은 개개인이 가진 '승리의 조건'을 모두
충족시켰을 때 게임이 성사된다는 거예요. 게임을 하는 사
람 모두가 '상대를 이기겠다'는 목표를 갖고 있지는 않아요.

'상대를 고전시키는 것'만으로도 기쁘다는 사람도 있고, 저처럼 '상대를 깜짝 놀라게 하는 것'만으로도 좋은 사람도 있죠. 이것은 레벨이 다르기 때문에 발생하는 '승리 조건'의 차이이고 동시에 게임을 성사시키기 위해 꼭 필요한 것이기도 해요.

모두가 각자의 승리 조건을 충족시키기 위해 게임에 힘을 쏟고, 만약 그 승리 조건을 충족시켜 기뻐하는 사람이 있다면, 그가 이뤄 낸 승리에 대해 이야기를 나누는 것만으로도 분위기는 좋아질 거예요.

당연한 일이죠. 누군가의 승리와 성취감에 대해 주위 사람들이 지지해 주기만 해도 그 사람은 한층 더 의욕이 늘고 분위기는 밝게 변화해갈 테니까요.

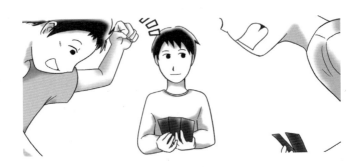

게임에서 배운 것

이런 방법은 게임을 할 때만 사용할 수 있는 것은 아니에요. 일상생활에서 사람을 칭찬할 때도 적용되죠.

저는 이 방법을 게임을 통해 배웠지만, 사람마다 생각이 다르니까 게임에서 배울 점은 없다고 생각하는 사람도 있을 거예요. 각자가 참고할 수 있는 것은 서로 다르잖아요.

저는 이 모든 것을 게임에서 배웠어요.

가족과
게임을 통해 배운 것

아이들이 어릴 때부터 일주일에 한 번 가족끼리 게임을 하거나 대화하면서 맛있는 디저트를 먹고는 했습니다. 작은 아이들도 함께 할 수 있는 게임을 했어요.

아이들은 제법 진지하게 게임에 임했고 저와 남편도 허투루 하지는 않았기 때문에 게임에서 지면 분해서 우는 아이도 있었습니다. 지금 생각해 보면 마음이 따뜻해지는 즐거운 기억입니다.

제게는 그저 즐거웠던 기억인데, 타쿠토의 글을 읽고 아이가 그렇게 대처해 온 것이구나 싶어 깜짝 놀랐습니다. 타쿠토는 지금도 명절에 모두 모여 게임을 할 때 능숙하게 분위기를 북돋웁니다. 게임 규칙을 모두가 알 수 있도록 설명하거나 이긴 사람을 기분 좋게 칭찬하기도 합니다. 이런 타쿠토의 노력 덕분에 모두가 게임을 즐길 수 있죠.

이것도 타쿠토의 재능 중 하나라고 믿고 있었는데, 오랫동안 가족과 게임을 하면서 배운 것이라고 하니 감동적이네요.

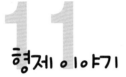

형제 이야기

괴롭힘을 당해 몸에 밴 것

저는 어려서 형에게 괴롭힘을 자주 당했어요. 형을 생각하면 대체로 슬퍼지는 것을 보아 틀림없죠. 다만 형과 같이 지내면서 몸에 익힌 기술이 두 가지가 있어요.

하나는 '인기척을 내지 않는 것'이에요. 예를 들어 집에 들어갈 때, 형이 제가 왔다는 사실을 알게 되면 무슨 일이 일어날지 모르기 때문에 저는 제가 온 것을 모르도록 이 기술을 터득해 왔죠. 두 번째는 '분위기를 읽는 능력'이에요. 화를 잘 내는 형과 함께 자랐기에, 저는 무슨 일이 일어났을 때 '이 발언은 위험해' 혹은 '이 정도는 괜찮아' 하는 것을 판단할 수 있었어요. 또한 대화가 좋지 않은 방향으로 흐른다고 여겨지면 화제를 바꾸는 등, 분위기를 읽으면서 상황에 대처하는 능력을 키워온 것이죠.

형을 향한 진정한 펀치!

형에 대해 이야기해 보라면 떠오르는 기억이 하나 있어요. 고등학생 때의 일이죠. 제가 고등학생이 되고 난 후 형이 저를 때리는 일은 거의 없어졌어요. 형의 성격이 차분하게 변했다기보다는 기본적으로 밖에서 활동하는 시간이 많아졌기 때문이겠죠. 제게는 '언젠가 형을 때려 주고 싶다'는 마음이 항상 있었어요. 만약 이대로 형에게 좌절당한 기억만 갖고 산다면, '나중에 반드시 후회하게 될 것'이라고 생각했기 때문이에요.

그러던 어느 날 기회가 왔어요. 가만히 서 있던 저를 형이 차 버린 것이죠. 그때만큼은 이 얼토당토않은 행동에 감사했어요. 형을 때릴 수 있는 기회였으니까요. 그런데 막상 싸움이 시작되자, 저는 너덜너덜해졌어요. 머리채를 잡히고, 걷어차이고 인정사정없이 뺨을 맞았죠. 두려움에 온몸의 힘이 빠졌어요. 하지만 '여기서 멈춰 버리면 이 기회는 다시 오지 않을지도 몰라. 이번만큼은 양보할 수 없어'라고 생각한 저는 고개를 숙이고 뺨을 맞으며 발걸음을 내디뎠어요. 그리고 형의 얼굴을 향해 주먹을 날렸죠.

진정한 펀치, 지금까지의 모든 것을 담은 펀치였지만, 솔직히 효과는 전혀 없었어요. 어머니가 싸움을 말렸고, 저는 도망쳐 계속 울었죠. 형을 때린 것에 대한 죄책감인지 전혀 반응이 없는 것에 대한 비참함인지 앞으로도 형과 생활해야 하는데 엉뚱한 짓을 한 것이 아닌가 하는 두려움인지 몰라도 모든 것이 엉망이라 울어버릴 수밖에 없었어요.

형은 어머니와 이야기를 나눈 후 화장실로 가면서 "너도 와!"라고 말했고 저는 다시 울었죠. 그리고 마침내 화장실에서 형과 마주 보았을 때 형은 "용기를 잘 냈어."라고 말했어요. 그 말을 들은 저는 다시 울음을 터뜨렸고, 형에게 눈물과 콧물투성이인 얼굴을 깨끗이 닦으라는 말을 듣고 포옹을 했죠. 기억하는 건 이 정도예요. 그 후 형은 두 번 다시 저를 때리지 않았어요. 아마 저를 인정해 준 것이겠죠.

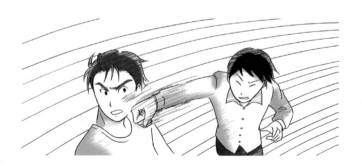

통과 의례

괴롭힘을 당하던 과거를 떨쳐 버리고, 공포의 상징이던 존재를 때린 거예요. 그 일격은 강하지 못해 상대를 꺾을 수는 없었지만, 아무리 하찮은 것이었다 해도 제가 과거의 형과 결별할 수 있었던 용기의 증거였어요.

저는 이 사건이 '통과 의례'였다고 생각해요. 그 기회를 잡지 못했다면 저는 평생 후회했을지도 모르죠. '형은 공포의 상징'이라는 것이 변하지 않았을지도 모르고요. 저는 그것을 극복함으로써, 형의 결혼식에서 눈물을 글썽이며 진심으로 축하해 줄 수 있는 제 자신의 미래를 스스로 만들었죠.

첫째의 존재

집에서 '토네이도'로 불리던 첫째는 거친 에너지가 가득한, 특히 동생들에게 상당히 무서운 존재였다고 생각합니다. 함께 게임을 하다가 지면 동생을 차 버리기 일쑤였고, "라면 끓여 와!"라고 해 놓고 "왜 늦어?"라며 때리기도 했습니다. 그런 형과 함께 지내기가 얼마나 힘들었을까요? 하지만 그런 생활 속에서 타쿠토가 여러 가지 대처 방식을 터득해 나갔다는 것을 저도 알고 있습니다.

인기척을 내지 않는 타쿠토의 기술은 정말 대단한 것이었습니다. 아무도 없다고 생각한 거실 구석에 가만히 서 있는 타쿠토를 보고 너무 놀라 "부탁이니까 제발 인기척 좀 내렴!" 하고 몇 번이나 말했습니다. 또 첫째나 남편과 이야기할 때 그들이 화가 나서 감정이 격해지지 않도록 능숙하게 이야기를 딴 데로 돌리고 있었다는 것도 알고 있었습니다. 그런 타쿠토를 보며 마음이 아팠던 것도 기억합니다.

하지만 한편으로 타쿠토가 체득한 능력은 장차 아이가 사회에 진출했을 때 도움이 될 것이라는 생각도 있었습니다.

타쿠토가 '통과 의례'라고 부르는 그 일은 제가 잊지 못하는 사건 중 하나입니다. 그날, 첫째는 화가 많이 났는데 원래 그 대상은 셋째였습니다. 그런데 셋째가 집에 없었던 탓에 운 나쁘게도 그 자리에 있던 타쿠토가 날벼락을 맞은 겁니다.

평소 같으면 참고 방으로 가야 할 타쿠토가 놀랍게도, 분노에 떨고 있는 형을 향해 "밖으로 나와!"라고 외쳤습니다. 타쿠토가 뭔가 각오를 했다는 것을 알았지만, 내버려둘 수는 없었습니다. 타쿠토가 먼저 밖으로 나가자 첫째는 타쿠토를 쫓아 밖으로 나가려고 했습니다. 저는 첫째가 나가지 못하도록 등 뒤에서 안았는데, 첫째는 저를 뿌리치고 타쿠토와 싸움을 시작했죠.

그리고 모든 상황이 끝난 뒤에 첫째가 말했습니다. "그 녀석, 대단하네요. 저를 후려치다니." 첫째의 얼굴은 평온했고 굉장히 기뻐하는 기색이었습니다. 첫째와 타쿠토의 관계는 그날을 계기로 바뀌었습니다.

첫째가 결혼할 때 그리고 아이를 낳았을 때, 그때마다 타쿠토가 형의 행복을 진심으로 기뻐하고 있다는 것을 알 수 있었습니다. 그날 분명히 타쿠토는 커다란 벽을 넘어선 것입니다.

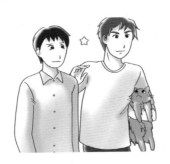

나의 가족

"댁의 자녀들은 사이가 좋았습니까"라는 질문을 가끔 받습니다. 안타깝지만 아무리 봐도 사이가 좋았다고는 말할 수 없을 것 같네요. 첫째는 너무 거칠어서 동생들이 곤욕을 치를 때가 많아 늘 신경을 썼습니다. 물론 어렸을 때는 같이 놀기도 했지만 동생들 입장은 어땠을지 모르겠습니다.

하지만 타쿠토가 쓰고 있는 대로 매주 트럼프를 비롯한 게임을 하면서 가족끼리 시간을 보냈습니다. 아이들은 게임에서 지면 억울해서 울고는 했지만, 다시 생각해 보면 웃음이 더 많았던 시간이었습니다. 매주 가족이 모여서 함께 보낸 시간은 저에게 따뜻하고 좋은 추억이죠. 어른이 되고 나서 마치 죄를 지은 듯 동생들을 걱정하는 첫째를 보고 있으면, '역시 형제구나' 하는 생각을 하게 됩니다.

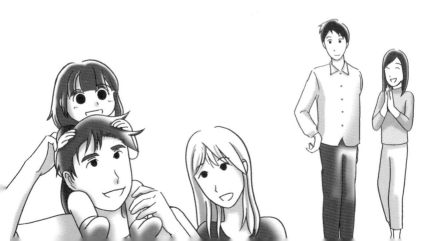

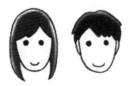

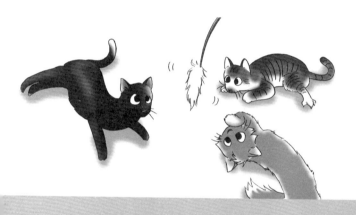

10 장

발달장애를 가진 내가
미래를 찾을 때까지

　'인생을 살아오며 소중하다고 느낀 것은 무엇인가?' 제가 이 책을 통해 전하고 싶은 것은 단지 이것뿐이에요. 그러나 이것만으로는 저를 표현하는 것이 불가능할 거예요. 부족한 부분이 있기 때문이죠. 그 부족한 부분은 바로 '행동 원리'에 관한 것이에요. 간단히 말해 '장래 희망'이죠.

　장래에 어떤 사람이 되어 어떤 일을 하고 싶었는지, 되고 싶은 인물상은 무엇이었는지를 써 내려가는 것이 마지막 장의 내용이에요.

세계의 변화

어린 시절의 저는 한마디로 '주위 사람을 전혀 배려하지 않고 자기 자신만 생각하고 행동하는' 아이였어요. 그저 제 마음이 가는 대로 행동했죠. 장난꾸러기에다 친구들과 어울려 노는 걸 좋아하는 아이였어요.

그렇게 제멋대로 즐겁게 지냈던 시절에도 즐겁지 않은 시간이 있었어요. 바로 매주 일요일, 부모님을 따라 교회에 가는 시간이었죠. 모태 신앙이라 교회에 다니는 것은 태어나면서부터 갖게 된 습관이었지만, 커가면서 저는 교회에 나가는 것을 점점 귀찮게 느끼게 되었어요. 교회에 가면 아무렇게나 드러누워 시간 가기를 기다렸고, 엄숙한 예배 시간에도 가만있지 못하고 좀이 쑤셔 때로는 그것을 발산하는 듯한 행동을 하기도 했죠. 어쨌든 어린 저에게 교회라는 곳은 그저 고통스럽고 싫은 곳이었어요.

하지만 이런 교회에서 제 인생을 바꿔 버린 만남이 있었어요. 그날도 저는 늘 그렇듯 아무렇게나 드러누워 무료하게 시간을 보내고 있었는데, 바닥에 누워 뒹굴고 있는 저에게 누군가 다가오더니 "내 조수가 돼 주지 않겠니?"라고 물어 왔죠. 조금 놀라긴 했지만 저는 그 제안을 승낙했어요. 매주 일요일, 그분이 주일 교사로 아이들을 가르칠 때 그 옆에서 도와주는 조수 역할을 맡게 된 거예요.

그분은 저에게 기대를 했어요. 저는 누군가의 기대를 받는다는 사실이 정말 자랑스러웠고, 어리지만 그 기대에 부응하고 싶다는 생각이 들었죠. 조수 일은 정말 즐거웠고 무엇 하나 어려운 건 없었어요. 그만큼 그런 역할을 맡았다는 것이 기뻤던 거죠.

저에게 그분은 동경 그 자체였어요. 그분의 말투와 몸짓, 그리고 온화한 미소를 보고 어린 저는 그분처럼 되고 싶다고 생각했어요. 그 생각은 장난꾸러기였던 꼬마가 180도 달라질 정도로 선명하고 강렬한 것이었죠.

그분은 아이들을 가르치는 시간이 끝나면 제게 고맙다며 항상 과자를 주었어요. 간식이 있으면 무조건 형제들과 가위바위보를 해서 이긴 사람이 가져가는 경쟁 속에서 살았는데, 그런 경쟁에서 벗어나 맛있는 간식을 제가 스스로 획득할 수 있다는 것이 정말로 기뻤죠. 그리고 그 간식을 먹고 있으면 저보다 어린아이들이 다가와 부러운 눈으로 바라보

앉어요. 아이들에게 과자를 조금씩 나누어 주면 아이들은 항상 "고맙습니다."라는 인사를 했고, 그 말은 제 마음을 따뜻하게 했죠.

그전까지 저의 세계는 '나와 그 외' 이렇게 둘로 나뉘어 있었어요. 그래서 저의 가치관은 '내가 어떻게 생각하는지', 즉, '내가 즐겁다고 느끼는지'로밖에 가치를 판단할 수 없었어요. 주위 사람이 어떻게 생각하는지에 대해서는 전혀 고려하지 않았죠. 그런 제가 과자를 주면 내 몫이 줄어드는데도 '고맙습니다.'라는 말에서 행복을 느낀 거예요. 비로소 '나와 그 외의 세상'에서 '나와 다른 사람들이 함께 이루는 세상'으로 바뀐 것이죠.

자신만 생각할 게 아니라 주위도 살펴야 한다는 것을 이해하게 되었어요. 당연하게 보이던 풍경이, 늘 하던 생각이, 살아온 삶이 달라졌죠. 세상이 변하고 시야가 갑자기 넓어지자 마음 깊은 곳에서 끝없는 후회가 밀려 올라왔어요.

잃어버렸던 존재 가치에서

지금껏 제가 다른 사람에게 얼마나 피해를 주었는지 알게 되었어요. 저라는 존재가 얼마나 사람들에게 악영향을 끼쳤는지도 알게 되었죠. 삶의 전환점이 된 그 일이 있었던 초등학교 4학년 무렵부터 저는 그 생각으로만 머리가 가득 찼어요. 눈에 비친 모든 것이 방아쇠가 되어 과거의 일을 떠오르게 했어요. 그리고 그것들 모두가 '제가 다른 사람들을 배려하지 않고 해 버린 제멋대로의 행동'이었기에 그것으로부터 도망치는 것을 용납할 수 없었어요.

중학생이 될 무렵에는 저의 가치를 모르고 있었어요. 그러다 성적이 너무 나쁘다는 사실에 직면하고는 저의 존재 가치조차 잃어버렸죠. 그때부터 저는 선생님, 부모님, 친구를 비롯한 모든 사람에게 높임말을 쓰기 시작했어요. 정체성을 얻기 위해서였죠. '주위에서 볼 때 상냥한 사람으로 보이면, 내게도 존재 가치가 생길 거야' 그렇게 생각했던 거예요. 결과적으로 기분이 편해졌어요. 서툴렀지만 높임말로 이야기하니 주변 사람들에게 좋은 인상을 줄 수 있었죠. 그리고 높임말에 어울리는 행동을 하려고 의식하기 시작했어요. 이때부터 저는 '옳은 행동'을 중요시하게 된 거예요. 그 후 농구부에 들어가서 활동도 하고, 등교를 거부하기도 하며 저는 고등학생이 되었어요. 고등학생이 되고 나서는 잘 되는 일이 없었어요. 높임말을 쓸지언정 정의로울지언정 주위 친구들에게 소외당해 갔죠. 그리고 등교를 거부하면서 과거의 일들이 다시 떠올랐어요.

중학교 시절을 그럭저럭 넘겼음에도 고등학생이 되어 다시 과거의 악몽이 시작된 거예요. 저는 과거의 자신과 마주칠까 두려워 도망쳤어요. 그 방법 중 하나는 중학생 때도 했던 방법이었는데, 그때의 저는 어떻게든 '내게도 가치가 있다'고 생각하고 싶어 좋은 사람이 되려고 했었죠. 주위에서 보면 이상하게 보일지 몰라도 죄책감에서 벗어나려고 쓰레기가 보일 때마다 줍는 등의 행동을 했어요. 그리고 과거의 일이 떠올라 괴로울 때면 사탕을 먹으면서 '이걸 먹으면 괴로운 기억이 가라앉을거야'라고 의도적으로 자기 암시를 했죠. 사탕은 상당한 효과가 있었어요. 안 좋은 기억이 자주 떠오르던 시기에는 사탕을 항상 가지고 다녔죠. 그렇게 저는 자기 조절을 통해 과거의 기억들을 점점 극복해 나갈 수 있었어요.

가치가 없었던 내가

그러나 시행착오를 겪던 당시에는 정말 괴로웠어요. 무엇 하나 제대로 되지 않았고, 과거의 죄책감에 괴로워했죠. 저라는 사람은 정말이지 가치가 없는 것 같았고, '나보다 못난 사람은 없다'고 생각했어요.

현재, 과거, 미래, 모든 일에 희망이 없다고 느껴 가출을 했지만, 다시 돌아오는 길을 선택했어요. 그때 저는 '살아가려면 정체성을 찾아야겠다'고 생각해서 아르바이트를 시작했어요. 우체국에서 연하장을 분류하는 일이었는데 과연 내가 할 수 있을까 불안했지만 어쩔 수 없었죠. 하지만 걱정과 달리 제 인생의 첫 아르바이트는 순조로움 그 자체였어요. 아르바이트 마지막 날, 같이 일하던 매니저에게 처음으로 업무 이외의 말도 들었어요. "타쿠토, 분류도 잘하고 작업도 빨라서 큰 도움이 되었어. 괜찮다면 내년에도 다시 지원해 줄 수 있겠니?"

그런 평가를 받을 줄은 전혀 생각도 못했기 때문에 저는 매우 놀랐어요. 그리고 그 제안을 승낙했죠. 가치가 없다고 생각한 제가 다른 사람에게 인정을 받은 거예요. 정말이지 진심으로 기뻐했던 그때의 기억이 아직도 생생하네요. 그리고 저는 그 약속을 가슴에 품고 새로운 고등학교에 편입했어요.

목표로 해야 할 미래

새로운 고등학교에서는 학교, 친구, 공부 모두 제게 맞았어요. 덕분에 성적도 올랐어요. 무엇보다 저의 삶을 이야기하는 데 없어서는 안 될 한 선생님과의 만남이 있었어요. 과묵한 그분은 "난 사교성이 없다고들 하더라."라고 초등학교 시절의 이야기를 하며 자기소개를 하던 윤리 선생님이었어요. 저는 그 선생님을 좋아했어요. 수업이 아주 재미있었거든요.

솔직히 선생님은 결코 학생들에게 인기 있는 선생님은 아니었어요. 그것이 무엇을 의미하는가 하면, 그 선생님은 '다른 사람에게 평가받고 싶어서 하는 행동'을 하지 않으셨다는 거예요. 그 선생님의 수업에는 그 어떤 다른 뜻도 없었어요. 그저 꾸밈없이 진솔하게 수업을 할 뿐이었죠. 그런 선생님은 처음이었어요.

저는 그 당시 착한 사람이 되려고 부자연스러운 행동을 하고 있었어요. 그렇게 하지 않으면 저에게 가치 같은 것은 없다고 생각했기 때문이죠. 그런 제게 그 선생님의 한없이 자연스럽고 소탈한 모습은 매력적으로 보였어요.

그리고 그런 생각이 확신으로 바뀌는 사건이 있었어요. 그해 졸업생에게 보내는 선생님의 말씀을 들었을 때, 저는 큰 감명을 받았어요. 선생님은 "나는 너희들에게 무엇인가 전할 수 있을 만큼 훌륭한 인간이 아니야. 존경하는 철학자의 말로 대신한다."고 하셨죠. 철학자의 말은 기억나지 않지만, 선생님의 그 말씀은 아직까지 기억에 남아 있어요.

'저 선생님은 어디까지나 솔직한 분이구나. 스스로를 비하하거나 겸손을 보여 주려고 그런 말을 한 게 아냐. 선생님은 자연스럽게 타인을 자신보다 더 훌륭하다고 생각하시는 거야.'

이때까지 저는 착한 사람이 아니면 안 된다는 생각으로

행동하고 있었어요. 하지만 그것은 주변을 위하는 마음이 아닌 스스로를 이해시키기 위한 행동일 뿐이었죠. 어떠한 사심도 없는 순수한 마음이라고 볼 수 없어요. 저의 정체성 또한 찾을 수 없었죠. 그런 제가 그 선생님을 보고 용기와 희망, 목표로 해야 할 진솔한 제 미래를 발견한 거예요.

동경하는 마음으로

마지막으로 가장 전하고 싶은 말로 이 글을 맺고자 해요. 저는 '생각만 하고 행동하지 않으면 의미가 없다'는 것을 당연히 잘 알고 있어요. 그렇지만 '행동으로 옮길 수 없는 생각은 버려야 한다'고는 결코 생각하지 않아요.

'동경하는 마음'. 이것이 제가 발견한, 인생을 살아가는 데 필요한 둘도 없는 방법이죠. 때로는 그 동경에서 멀어져 버리는 행동을 하기도 했고, 어떤 때는 아무 행동도 못 하고 그저 시간이 지나기만을 기다리기도 했어요. 하지만 그런 순간에도 제 마음에 동경하는 마음이 있다면 미래로 길이 이어지고 있었어요.

동경하는 마음은 길잡이가 되고 저의 행동 원리가 되었어요. 제게 '동경하는 마음'은 무엇보다 소중한 보물이에요. 수없이 도망치기도 했지만, 그런 와중에도 그 마음만큼은 버리지 않았죠. 내가 동경했던 사람이 되는 것은 어렵지 않을까 하는 생각이 들 때라도 동경하는 마음은 항상 품고 있었어요. 여러 어려움이 생길 때마다 모든 것을 포기하고 싶을 때도 있었지만 그래도 지금까지 저의 길은 이어지고 있죠. 그래서 여기서 마지막으로 쓰고 싶은 것은 단 하나예요.

'소중한 만남을 동경하고, 그 마음을 이어 가는 것, 단지 그것만으로도 인생은 크게 변할 수 있다.'

이것이 제 삶의 이야기 중 여러분께 가장 전하고 싶은 말이에요.

자신의 미래를 믿고

나의 출발선은 '미루기'

　할 수 없는 것은 할 수 없어요. 아무리 머릿속으로 상상을 해 봐도 그것을 해내는 제 모습이 그려지지 않죠. 어떻게든 긴장을 풀어 보려고 해도 마음이 안정되지 않고, 아무리 상황을 분석해 봐도 해낼 수 있다는 생각이 들지 않았어요. 처음으로 무슨 일을 할 때면 늘 그런 생각이 머릿속을 맴돌았어요. 첫 입학, 첫 면접, 첫 취업 등 이 세상에 '처음'이라는 것은 정말로 넘쳐 나요. 그때마다 '결과가 어떻든 상관없어. 그러니 도전해 보자'는 생각은 들지 않았어요. '실패할 수밖에 없을거야' 하는 두려움뿐이었죠.

　저는 어린 시절 다른 사람들에게 피해를 줬던 일들이 가끔 플래시백(flashback)[1]처럼 떠올라요. 그래서 저는 실패가 정말 두려워요. 그 실패가 평생 플래시백으로 따라다닐

• • • • •

1 플래시백: 과거 경험이 갑작스럽게 떠오르는 현상.

거라고 생각하면 절대 실패하고 싶지 않죠. 실패가 두려워
한 걸음도 내디딜 수가 없었어요.

내딛는 걸음이 실패로밖에 이어지지 않는다고 생각되니
일단 시작을 미루고, 다음 기회를 기다리는 수밖에 없었죠.
'가능하다고 생각될 때, 괜찮다고 느껴질 때 한 걸음 내딛으
면 된다.', '위험을 피하려고 하는 것은 당연한 행동이니까
잠시 미뤄 두는 것은 옳은 선택이다.'고 생각했어요. 이것이
저의 출발선이었죠. 이 생각은 적어도 제 마음속에서는 옳
은 것이었어요. 한 발짝도 내딛지 못하는 상황을 어떻게 해
결해야 할지 알 수가 없었거든요.

선택 사항은, 미래의 나에게 '맡기기'

여러 가지를 시도해 봤어요. 긍정적인 생각은 소용없었
죠. 할 수 있는 일에 주목하려고 해도 스스로 불가능하다고
느껴지는 것은 어쩔 수가 없었어요.

용기를 내려고 해도 첫발을 내딛지 못했고 용기를 내지
못했어요. 뭔가 자신감으로 이어지는 경험 같은 건 떠오르

지 않았고요. 설령 그런 경험이 있다 하더라도 그것 이상으로 실패가 두려웠던 거예요. 그래서 저는 한 발짝도 내딛지 못했어요. 그리고 저는 마지막 방법을 선택했죠. 그 방법은 도망치는 습관을 지닌 제게 잘 어울리는 선택이었어요. 바로 미래의 나에게 '맡기기'. 그것이 제게 가장 어울리는 선택이었죠. 그 의미는 '지금부터 해야 하는 어려운 일을, 미래의 나에게 맡기는 것'이에요. '면접을 봐야 한다면 미래의 나에게 맡기자', '어려운 일에 직면하면 미래의 나에게 맡기자.' 이렇게 모두 미래의 저에게 맡기고 떠넘기면서 저는 한 발짝 내디딜 수 있었어요.

한 발짝 내디딜 수만 있다면

미래의 저는 지금의 저와는 다른 사람이죠. 날마다 뇌세포가 파괴된다거나 몸의 세포가 변화한다거나, 이유가 무엇이든지 간에 어쨌든 미래의 저는 지금의 저와는 다른 사람이고, 그렇기 때문에 현재 상황에서 불가능하다고 생각되는 일을 미래에서는 해결해 줄 수도 있어요.

　　그러니까 지금의 저는 미래의 저를 위해 필요한 것을 준비만 하면 될 뿐, 나머지는 미래의 저에게 맡겨 버리는 게 저의 방법이었어요. 미래의 제가 할 수 있을지 모르겠다거나 마음이 편치 않다거나 그런 것들은 상관없어요. 미래에서 모든 걸 해결해 준다면 지금 제가 해야 할 일은 두 가지뿐이죠. '미래의 자신을 위해 준비하는 것', 그리고 '미래의 자신을 믿는 것', 놀랍게도 이것만으로도 저는 한 발짝 나아갈 수 있었어요. 그리고 그 한 걸음을 뗄 수만 있다면 미래의 저는 어떤 상황이나 어려움 속에서도 항상 저를 도와주었죠.

아이의 미래를 믿고

참 잘해 왔구나

타쿠토가 세 살쯤이던 무렵입니다. 타쿠토와 함께 찍은 사진이 있었는데 타쿠토는 그것이 마음에 들었는지 그 사진에 스탬프를 계속 찍고 있었습니다. 몇 번이나 화를 내도 타쿠토는 스탬프를 계속 찍었죠. '무슨 일을 하는 거지?' 하는 생각도 있었지만, '스탬프가 꽤나 마음에 드는가 보다'라고 생각하니 왠지 웃음이 나왔습니다.

그로부터 20년 넘는 세월이 흘렀습니다. 타쿠토의 과잉 행동과 장난에 시달리긴 했지만, 그것들은 타쿠토의 아토피 피부염에 비하면 사소한 일이었습니다. 타쿠토는 형제들 가운데 아토피 피부염이 가장 심했거든요. 물론 형제 4명 모두 아토피나 천식이 있었으니 어려움은 네 배였죠.

학교에 입학한 뒤에는 등교 거부 문제도 생겼습니다. 네 아이 모두가 학교에 가지 않거나 가지 않으려고 했습니다.

그래서 학교에 가는 것만으로도 감사하다고 생각하기도 했습니다. 그 무렵부터 첫째의 강한 집착이나 종종 나타나는 공황 상태, 강한 충동심 때문에 사고가 잦았지만, 그래도 지금 생각해 보면 참 잘해 왔다는 생각이 듭니다.

희망은 실망으로 끝나지 않는다

그런 나날들 속에서 저는 아이들의 앞날을 어떻게 생각하고 있었을까요? 솔직히 말하면 미래 같은 것은 좀처럼 생각하지 않았다는 게 사실입니다. 다만 아이들이 중학생이 되자 그 이후가 궁금해지기 시작하더군요. 고등학교는 갈 수 있을까? 고등학교에 갈 생각은 있는 걸까? 아이들은 학교에 잘 가지 않았고 성적이 좋지 않았기에 객관적으로 본다면 상당히 절망적인 상황이었습니다.

하지만 매일 뭔가 커다란 사건이 터지고 그것에 대처하느라 쫓기면서 차분히 생각할 틈이 없었던 것은 오히려 다행이었다고 생각합니다. 학교에 가지 않고 매일 빈둥거리면서 만화책을 읽고 있는 첫째에게 "이렇게만 지내면 앞으

로 뭘 어쩌자는 거야?"라고 말하거나 학교에 가지 못하고
괴로워하던 타쿠토에게 "언제 학교에 갈 거니?" 물어봐도
질문한 사람만 조바심 나고 괴로울 뿐이었겠지요. 물론 저
도 가끔 그런 질문을 했지만, 제 불안을 덜거나 어떻게든 안
심하고 싶었던 마음에서였죠. 제가 전혀 불안하지 않았던
것은 아니지만, 한편으로는 틀림없이 어떻게든 될 거라는
무조건적인 믿음도 있었습니다. 그런 믿음으로 여기까지
왔다고 할까요? 뇌라는 것은 불안하다고 생각하면 불안의
정보를 자꾸 모으고, 괜찮다거나 할 수 있다고 생각하면 그
에 맞는 정보를 모은다고 합니다.

타쿠토는 대학생 때 자주 말했습니다. "어머니, 기대해
주세요. 기대나 희망이 없다면 그것을 이룰 수도 없어요.
그러니 기대해도 됩니다." 그런 말을 들을 때면 제 마음이
밝아지곤 했죠. '기대와 다르면 어쩌지' 걱정하면서 아이를
마주하는 것과, '아이의 미래는 틀림없이 밝을 거야'라고 믿
으면서 아이를 마주하는 것은 훗날 아주 다른 결과를 만들
어 낼 것입니다.

당신이 품은 희망은 실망으로 끝나지 않을 것입니다.

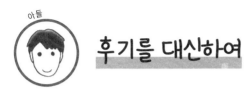

'다른 사람 때문이다'는 결론

저는 어렸을 때부터 '책임 떠넘기기'를 잘했어요. '책임 떠넘기기'야말로 문제가 생겼을 때 가장 자연스럽게 해결할 수 있는 방법이었거든요. 무슨 문제가 생겼을 때, 그 원인을 생각하면 반드시 다른 사람의 행동이 눈에 들어오죠. 그리곤 그 즉시 '그때 그 사람이 그렇게 했으니까' 혹은 '이런 일도 해 주지 않다니, 무책임에도 정도가 있지'라고 생각하면서 문제의 책임을 다른 사람에게 돌리곤 했어요.

책임 떠넘기기가 시작되면 이제 다른 사람의 행동을 처음부터 되돌아보고, 조금이라도 눈에 띄는 행동이 있으면 제멋대로 '저 사람 때문이야'라는 생각을 머릿속에서 강화해 가게 돼요. 이렇게 전 어릴 적부터 문제의 원인을 생각할 때면 꼭 '다른 사람 때문'이라는 결론에 도달했어요.

돌이켜 보면 이런 생각을 하게 된 데는 '확신의 힘'이 작용한 것이 아닐까 하는 생각이 들어요. 저는 혼자 할 수 있는 일은 꽤 잘하는 편이었어요. 그러니 이건 책임 떠넘기기죠. 어린 시절의 제게는 실패를 받아들일 마음 따위는 존재하지 않았어요. 세상은 제가 즐겁다고 느끼는지 아닌지가 판단의 기준이었기 때문이에요.

'내가 즐겁지 않은 것은 다른 사람이 원인일 수밖에 없다'고 진심으로 믿었어요. '다른 사람이 행동을 고친다면 일은 잘 풀릴 거야'라고 믿어 의심치 않았죠.

책임 떠넘기기를 스스로 지워 가며

중학생이 되었을 무렵 이런 경향이 가장 심했어요. 높임말을 쓰기 시작하면서 스스로 이성적이려고 노력한 시기였고, 한편으로 상처를 받을까 봐 두려워한 시기였기 때문이죠. 이 두 가지 마음이 복합적으로 작용해 중학교 시절에 책임 떠넘기기가 가장 심했어요.

그 당시 저는 '제게는 일절 책임이 없어요'라고 우기기보다는 뭔가 주의를 받았을 때 '이 일의 책임이 당신의 그 행동과 관련되어 있을 가능성도 있죠'라거나, '제게만 책임이 있다는 말은 받아들일 수 없어요'라고 반박하고는 했어요. 그렇게 저는 중학교 시절, 사사건건 반론을 제기하면서 비뚤어져갔어요.

솔직히 저는 지금도 무슨 문제가 생기면 다른 사람에게 책임을 돌리고 싶어져요. 그리고 어떤 일이든 다른 사람을 탓할 수 있고 조금이라도 그렇게 생각하기 시작하면 자연스럽게 그런 논리를 완성할 수 있어요. 하지만 책임을 떠넘기려는 그 생각을 이제는 지울 수 있어요. 고등학교 시절 '저런 사람이 되고 싶다'고 진심으로 생각하게 만든 한 선생님을 만났기 때문이에요.

저는 어떤 일이든 다른 사람에게 책임을 돌리지 않고 저의 문제로 생각함으로써, 저에게 일어나는 모든 일을 제가 성장할 수 있는 기회로 삼을 수 있었어요. 그리고 이러한 성장을 실감하면서 앞으로 나아갈 수 있었죠.

마주 보는 방법을 찾아 목표를 향해 걷는다

결국 변한 것은 없었어요. 여전히 과잉 행동을 하고 있고 도망가는 버릇도 여전하죠. 머릿속에서 모든 일을 완성시키려는 것도 그대로고, 책임을 떠넘기려는 생각, 그마저도 완전히 바꿀 수는 없었어요. 다만 이 모든 것을 통해 제가 얻은 결론은 그것들을 부정하자는 것이 아니에요.

대학생이 되고는 책을 이리저리 뒤지면서 공부하는 방법이 제게 가장 맞다는 것을 알게 되었고, 머릿속에서 완성된 생각을 스스로 반박함으로써 생각이 더 깊어진다는 것도 알게 되었죠. 할 수 없다고 생각될 때는 미래의 나에게 맡기면서 한 발짝 내디딜 수 있다는-도망치는 습관이지만 소극적인 제게는 가장 도움이 된-깨달음도 얻었어요. 다른 사람에게 책임을 떠넘기려는 생각은 그 시선을 타인이 아닌 자신에게 돌리면 스스로 되돌아보고 해결 방법을 찾아낼 수 있기에 성장의 기회가 된다는 것도 깨달았죠. 저는 안되는 일을 해내지는 못했어요. 하지만 할 수 있는 일을 찾아서 그 일을 갈고 닦을 수는 있었죠. 그렇게 저는 성장할 수 있었어요.

그래서 다시 한번 전하고 싶은 말이 있어요. 제가 깨달은 것은 '극복 방법'이 아니고 단지 '마주 보는 방법'이라는 것이죠. 이 방법을 통해 저는 제게 일어난 모든 일을 제가 삶을 살아가는 데 있어 필요한 무기로 바꿀 수 있었어요. 그리고 이러한 저만의 무기와 동경하는 마음으로 인생을 걸어나갈 수 있었어요.

멈춰 서야 할 때도 있었지만 한 걸음 한 걸음 나아가고자 노력했던 것. 이것이 바로 저의 24년간의 이야기예요. 저만이 전할 수 있는, 제가 스스로 발견한 미래입니다.

호리우치 타쿠토

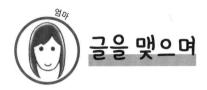

글을 맺으며

이제는 네 아이 중 두 명이 결혼을 했고, 나머지 둘도 취업을 했습니다. 같이 책을 쓴 타쿠토는 자립하는 데 시간이 좀 더 걸릴 듯하지만, 그래도 좀처럼 끝나지 않을 것 같던 아이 키우기도 이제 거의 끝나가는 느낌입니다.

이번에 둘째 아들 타쿠토와 함께 책을 만들자는 생각은 갑자기 떠오른 것입니다. 타쿠토가 자기 생각을 문장으로 잘 표현할 수 있을지는 몰랐죠. 가끔 타쿠토의 대학 리포트를 읽으며 '재미있는 관점으로 글을 쓰는 걸!' 또는 '이렇게 생각할 수도 있네' 하며 흥미롭게 읽은 적은 있습니다.

책을 써 보면 어떨까 권했을 때 타쿠토는 "해 볼게요. 시간을 조금 주세요."라고 말했습니다. 얼마 후 타쿠토가 쓴 글을 읽고 '아, 그때 이런 생각을 했구나.', '이런 식으로 헤쳐 왔구나.' 하며 애틋해지기도 했지만, 마음만큼은 따뜻해지더군요.

타쿠토의 생활 방식 중에서 '미래의 자신에게 맡긴다'는 것이 있습니다. '지금의 내게는 어려워도 미래의 나는 해낼 수 있을지도 모른다. 그렇다면 나는 지금 할 수 있는 일을 하고, 이후의 일은 미래의 나에게 맡기자.' 이것이 타쿠토가 한 걸음 한 걸음 걸어온 방식입니다.

어려서는 과잉 행동으로, 생각보다 몸이 먼저 움직이는 탓에 늘 사고투성이였습니다. 사춘기에는 자신의 주장을 굽히지 않고 제 말에 귀를 기울이지 않았죠. 고등학교를 계속 다니지 못하겠다는 절망감. 학점이 잘 나오지 않는다는 불안감. 취업이 잘 안 된다는 초조함.

타쿠토의 그 모습 하나하나를 저는 곁에서 쭉 지켜봤습니다. 부모로서 도움을 주긴 했지만, 타쿠토는 스스로 걸어 나갔습니다. 다시 말하지만 타쿠토는 힘든 상황에서도 자신의 길을 제 발로 걸어 나갔습니다. 그것을 가까이에서 볼 수 있었던 것은 행복이었습니다. 앞으로도 타쿠토는 인생에서 여러 가지 어려움과 마주하게 될 것입니다. 하지만 제 마음에 불안감은 조금도 없습니다. 오히려 앞으로의 타쿠토 인생을 생각하면 설레는 마음이 듭니다.

불안, 걱정, 두려움 없이 한결같이 아이의 앞날을, 미래를 기대해 준다면 아이는 가슴을 펴고 자신의 인생을 개척해 나갈 것입니다. 그리고 정말로 힘들고 어려운 상황에 처하면 주변에 도움을 청할 수 있도록 부모의 사랑이 담긴 신뢰와 응원을 보내 주면 좋을 것입니다.

아이는 부모가 생각하는 것보다 훨씬 더 강하고 가능성으로 가득 찬 존재입니다. 걱정할 필요는 없습니다. 그저 아이의 성장을 즐기고 아이가 행복한 어른이 되는 것을 상상하며 하루하루 아이에게 사랑을 쏟으면 됩니다.

힘든 일이 생기면, 그것은 아이가 부모의 그릇을 넓혀 주려고 이것저것 하고 있는 거구나 하고 감사하는 마음으로 시행착오를 겪어 가면 됩니다. 성장시켜 주고 있어 고맙다고……. 아이 키우기를 더욱 풍성하게 만들어 주는 생각이 아닐까요?

이 책을 읽고 있는, 아이 키우기에 한창인 여러분, 아무쪼록 하루하루 즐겁게 보내시길 바랍니다. 엄마가 즐거워하는 모습을 본 아이들은 안심하고 행복한 어른이 됩니다.

마지막으로 이 책을 함께 만들어 준 타쿠토와 부도사의 이치게 사야카 씨, 일러스트를 그려 주신 사이토 유리코 씨, 그리고 천국에서 쭉 지켜봐 주신 부도사의 이치게 켄이치로 씨에게 감사의 마음을 전합니다.

이 책을 기대해 준 많은 분의 마음이 큰 힘이 되었습니다. 감사합니다. 이 멋진 아이들의 아버지로서 훌륭히 그 책임을 다해 준 남편에게 고맙다고 전하고 싶습니다.

호리우치 유코

엄마, 그런 게 아니에요

2020년 2월 20일 인쇄
2020년 2월 27일 발행

옮긴이   **송 후 림**
지은이   **堀内 拓人, 堀内 祐子**

번역에 도움을 주신 분   김금옥, 최예진
책임편집   정윤효
발행처   ㈜에스앤씨퍼블리싱
등록일자   2001년 10월 15일
등록번호   제6-0425
발행인   최재령
주소   서울특별시 구로구 디지털로 288 대륭포스트타워1차 1209호
전화   (02)921-0653
e-mail   medbook2000@daum.net
홈페이지   www.medbook.co.kr

정가   13,000원
ISBN   979-11-5590-144-1 03510